Ernst Eiselen's

Hantelübungen.

Ernst Eiselen's

Hantelübungen

für

Turner und Zimmerturner.

Dritte
verbesserte und mit 32 Figuren versehene Auflage
bearbeitet von

Dr. Karl Waßmannsdorff.

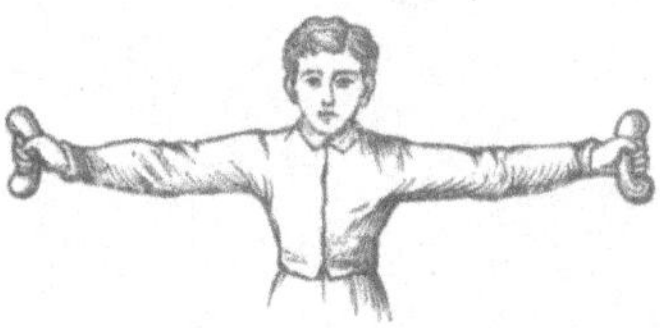

Berlin.
Druck und Verlag von G. Reimer.
1883.

Vorwort [Eiselen's].

Als zweiter Nachtrag zur deutschen Turnkunst [von Jahn und Eiselen, Berlin 1816] folgt jetzt, meinem Versprechen zu Folge, welches ich bei Erscheinung der Beschreibung des Wunderkreises im Jahre 1829 gegeben, diese Abhandlung.

Hantel befinden sich in den Händen vieler Menschen, wenige aber wissen sie recht zu gebrauchen, und schon deswegen ist es nothwendig, die so äußerst nützlichen Uebungen mit denselben genau zu beschreiben. Ein anderer Grund ist der, daß es keine so wohlthätige und vielseitige Uebung giebt, welche zu ihrer Betreibung so wenig Raum erfordert. Denn die Hantelübungen können in jedem Zimmer vorgenommen werden, sie stärken ganz besonders Arme und Brust, wirken aber auch wohlthätig auf alle Glieder, vorzüglich auf den Unterleib, indem sie die Geschmeidigkeit der Seiten und des Kreuzes erhalten und vermehren und einen lebhaften Blutumlauf hervorbringen. Deswegen sollten sie auf keinem Arbeitstische eines Gelehrten fehlen. Jedes mehrstündige Sitzen müßte ein solcher durch kurze Hantelübungen unterbrechen; ja ich glaube, daß ein tüchtiges Durcharbeiten mit den Hanteln in einer Viertelstunde mehr wirkt, als ein einstündiger Gang. Fleißiges Hanteln würde die Unterleibs-Krankheiten der sitzend Arbeitenden gewiß sehr vermindern.

Wie wohlthätig die Uebungen auf Kraft, Gewandheit, Gleichgewicht und Aneignung einer guten Haltung wirken, hat die hannöverische oberste Kriegsbehörde längst anerkannt, indem die Rekruten dieses Staates die erste Ausbildung durch Hantelübungen nach genauer Vorschrift des Exercier-Reglements [v. J. 1818] erhalten. Später ist man diesem Beispiele auch im Würtembergischen Heere gefolgt, wo außerdem mancherlei Leibesübungen eingeführt sind*). Von England, wo diese Uebungen zur Beförderung einer guten Haltung auch vom weiblichen Geschlechte fleißig getrieben werden, kamen sie zuerst vor etwa 18 Jahren [etwa 1815] zu unserer Kenntniß, und die wenigen, welche uns überliefert wurden, sind zu einer großen Mannigfaltigkeit ausgebildet worden. Obgleich sie nun aber immer noch bedeutend vermehrt werden können, so sind doch schon hier, um das Ganze übersichtlicher zu machen, viele kleine Verschiedenheiten theils übergangen, theils nur angedeutet. Mittheilungen von wirklich neuern und bedeutend verschiedenen Uebungen werden jedoch mit Dank angenommen werden.

Berlin, im Ostermond 1833. Eiselen.

Vorwort zur dritten Auflage.

Vor einiger Zeit schon hatte der Herr Verleger der zweiten, 1847 erschienenen Auflage der „Hantelübungen beschrieben von Ernst Wilh. Bernh. Eiselen“ eine Neubearbeitung dieses Werkchens mir übertragen; dringende Arbeiten anderer Art verhinderten jedoch bis jetzt die Erfüllung des mir gewordenen ehrenvollen Auftrages.

Jetzt sind seit 1833, seit dem ersten Erscheinen des Hantelbüchleins meines verehrten Lehrers Ernst Eiselen, fünfzig Jahre verflossen, und dieses Jubiläum der ersten turnerischen Anweisung zur Vornahme von Hantel-

*) Zu Ludwigsburg erschien 1829 der „Entwurf einer Turn-Vorschrift. In besonderer Beziehung für den Militär-Gebrauch“. (Dr. W.)

übungen durfte, so schien es mir, nicht vorübergehen, ohne diese Arbeit des Mitstifters der neueren Turnkunst den deutschen Turnern wie all' Denen wieder zugänglich zu machen, die als Zimmerturner Hantelübungen aus Gesundheitsrücksichten vornehmen wollen.

Zwei Anweisungen zur Benutzung der „Bleigewichte", der „Handgewichte" beim Soldatenturnen waren, wie Eiselen's Vorwort (S. III u. IV) angiebt, dem Hantelbüchlein von 1833 in Deutschland vorangegangen, wenig umfangreiche Arbeiten, die einen Vergleich mit der systematischen Entwickelung des Uebungsstoffes in Eiselen's Buch von 1833 nicht aushalten, das dann auch die Grundlage für alle späteren Bearbeitungen dieser Turnart geworden ist. —

Ueber meine Ueberarbeitung der Eiselen'schen Hantelschrift von 1833 habe ich das Folgende zu bemerken.

Ein Vorzug des Eiselen'schen Hantelbüchleins war und ist eine gewisse Einfachheit der Uebungsauswahl, eine Einschränkung auf gewisse Hauptübungsformen, zu denen auch die (von Maßmann besorgte) zweite Auflage von 1847 nichts hinzufügte als S. 5 (Uebung 1) die Bemerkung, das Hin- und Herdrehen der Arme könne auch bei wagerecht und senkrecht vorgehobenen wie bei tiefgehaltenen Armen geschehen, und S. 9 (Uebung 7) das „Seitbiegen des Leibes" mit Tiefstoß eines Armes.

Nicht bloß aus Pietät gegen die erste Turnschrift über das Hantelturnen habe ich, ungeachtet der inzwischen erfolgten Erweiterung der Einsicht in den Uebungsstoff und der Vermehrung desselben, nicht nur den Einteilungsgrund Eiselen's für die Hantelübungen, sondern auch die Reihenfolge der Uebungen beibehalten*), öfters freilich mit der Aenderung, daß ich

*) Den von der neueren Turnkunst fallengelassenen Unterschied eigentlicher Springübungen und „Springvorübungen" (s. hier S. 26 und S. 29) habe ich nur deswegen nicht aufgegeben, um nicht zuviel ändern zu müssen.

nach Anführung der Eiselen'schen Uebung darauf aufmerksam machte, dieselbe Uebung lasse sich auch bei anderer Haltung der Arme ausführen, ähnlich wie schon Maßmann in der zweiten Auflage einmal gethan. Von neuen Uebungsformen schien es mir zweckmäßig, nichts einzufügen als das Hin- und Herdrehen der Unterarme S. 5; ferner die Uebung 26 (S. 22; sie ähnelt der Maßmann'schen Uebung 7), die Uebung 27 und den Liegestütz rc. S. 25; außerdem habe ich, und zwar zum besten solcher Zimmerturner, denen der fortwährende Gebrauch der Hantel eine gewisse Unlust bereiten sollte, S. 35 u. f. auf meine kleine Erfindung eines Hantelstabes aufmerksam gemacht, der ihnen den sog. Kugelstab der neueren Zeit — einen Hantel mit langem und geradem Griffe — füglich ersetzen kann.

Hatte die 2. Auflage den Wortlaut der Uebungsbeschreibungen vom Jahre 1833 (bis auf die fortwährende Geschlechtsänderung des Wortes Hantel, wovon weiter unten geredet werden soll) einfach beibehalten, so wird Derjenige, der die vorliegende 3. Auflage mit den beiden vorhergehenden vergleichen wird, hier vielfach Aenderungen finden. Diese Aenderungen, nach meiner Ansicht und Absicht Verbesserungen, sollten die Uebungsbeschreibungen und sogar mehrere Uebungsbenennungen in Uebereinstimmung mit den Aufklärungen über das Wesen des Turnübungsstoffes bringen, die der schon am 22. August 1846 verstorbene Verfasser vielleicht selber für sein Buch würde verwendet haben, wäre ihm eine längere Lebensdauer beschieden gewesen; vor Allem aber sollten meine Aenderungen gerade auch den Zimmerturnern, die die Kunstsprache des Turnens nicht oder nicht genau kennen, das Verstehen der Uebungen möglichst leicht machen. Diesem Zwecke dienen denn auch die Holzschnitte, mit denen die Verlagsbuchhandlung diese Jubiläumsausgabe des Buches von 1833 auszustatten die Güte hatte: bis auf die beiden letzten sind sie dem in demselben Verlage 1845 erschienenen Buche Eiselen's nachgebildet: „Abbildungen von Turn-Uebungen gezeichnet von H. Robolsky und A. Töppe".

Zwei Bemerkungen mögen hier noch einen Platz finden. — S. 10 ist von einer doppelten Ellenhaltung des Armes die Rede, von denen die infolge Armdrehens nach außen entstehende nicht Allen gleich leicht wird. Daß S. 3 die gewöhnlichere Ellenhaltung — ein Armdrehen nach innen führt zu derselben — gemeint ist, lehrt zwar die ganze Darstellung wie auch die Anmerkung auf der S. 4, hätte aber doch genauer können angegeben werden. — Ferner: Eiselen's und der Sprache — „biegen" des Armes, des Kniees &c. habe ich nicht geändert. Schon Jahn spricht im Turnbuche von 1816 z. B. bei der Uebung „Hüpfen mit Kniebeugen" von einem „Biegen" der Kniee (S. 17), von einem „Stütz mit gebogenen Armen" S. 102, u. s. f. Wer bei Beschreibung von Leibesübungen die Ausdrücke „biegen" und „beugen" abwechselnd braucht, wird sich wohl in jedem einzelnen Falle von der Rücksicht auf den Wohllaut der Rede haben leiten lassen. —

Ueber das Turngerät Hantel, das, für die Springübungen der hellenischen Pentathlen erfunden, ὁ ἁλτήρ (die Spring-Hilfe), hieß und schon von den alten Aerzten zu diätetischen Leibesübungen benutzt wurde, dürfte hier nicht der Ort sein, weitläuftig zu reden. Ich verweise auf meine Arbeit in der Deutschen Turnzeitung von 1875 „Ueber die Erfindung und den Erstgebrauch der Turngeräthe" S. 274 sowie auf meine bald erscheinende Schrift „Der Uebungsstoff des Hantelturnens von dem Pentathlon der Hellenen ab bis auf Eiselen's Hantelbüchlein von 1833".

Vor Eiselen (s. dessen Vorwort S. IV) hat schon Guts Muths (Gymnastik für die Jugend, Schnepfenthal 1804

S. 202) berichtet, eine Art der alten Halteren sei noch jetzt in England „bey der Erziehung“ üblich. Die Engländer nannten und nennen das Gerät „Dumb-bells“ (stumme Glocken), mit welchem Worte nicht, wie Maßmann S. VII der zweiten Auflage der Eiselen'schen „Hantelübungen“ meinte, die Turn-Keulen, deren Name „clubs“ ist, bezeichnet werden.

Die in Hannover, in Württemberg angewendeten Gerätbezeichnungen „Bleigewichte“ und „Handgewichte“ nahm Eiselen nicht in Gebrauch. — Er benannte das Gerät zuerst „Armstärker“ und ihm selber verdanken wir vom Jahre 1841 die weitere Mitteilung, er habe von Jahn, anstatt „Armstärker“, das „deutsche“ Wort „der Hantel = Handhabe“ zur Bezeichnung des Gerätes vorgeschlagen bekommen, zu welchem (Mundart-)Worte dann auch das Zeitwort „hanteln = Hantelübungen vornehmen“ hinzugebildet wurde. — Hatte der Herausgeber der zweiten Auflage Eiselen's immer gebrauchtes „der Hantel“, ohne irgend eine Bemerkung und ohne Angabe eines Grundes, in „die Hantel“ geändert*), so war Eiselen's „der Hantel“ vom Jahre 1833 einfach wiederherzustellen, in Uebereinstimmung auch mit der deutschen Mundart, die eine Handhabe an einem Dinge auch heute noch einen Hantel nennt**).

Heidelberg, den 18. Juli 1883.

Dr. Karl Wassmannsdorff.

---

*) So wurden auch Eiselen's eigene Worte „Hantel befinden sich in den Händen vieler Menschen ...“ (s. hier Eiselen's Vorwort S. III) in der 2. Aufl. dahin geändert „Hanteln befinden sich jetzt schon in den Händen Vieler ...“ —

**) Vergl. die Nr. 8 der „Deutschen Turnzeitung“ von 1880 und meine Schrift von diesem Jahre: „Die Sprache und die Turngerätbezeichnung „Hantel“ ... Heidelberg, Buchhandlung von Karl Groos“.

Inhalt.

Beschreibung und Auswahl der Hantel.

Jeder Hantel — am besten von Gußeisen — besteht aus zwei Kugeln, die durch einen etwas gebogenen Griff mit einander verbunden sind. Dieser ist, je nachdem der Hantel groß, drei bis fünf Zoll (etwa 8—13 cm) lang und so angebracht, daß die Kugeln nach seiner hohlen Seite zu mehr überstehen, als nach seiner erhabenen. Der ganze Hantel kann mit dünnem Leder überzogen, die beiden Kugeln aber auf der Seite der Höhlung des Griffs mit sehr dickem belegt werden, welches von da bis hinter den Längendurchmesser des Hantels reicht, weil dies die Flächen sind, welche oft bei den Uebungen zusammenstoßen. Wer diese recht behutsam betreibt, bedarf eigentlich gar keines Ueberzuges seiner Hantel; doch ist es gut, um fester zu halten und das schnelle Kaltwerden der Hände im Winter zu vermeiden, wenigstens den Griff mit Leder oder Tuch bekleben zu lassen.

Da es vorzüglich darauf ankommt, daß die Uebungen rasch und auf die Dauer gemacht werden, so darf man nie Hantel von einer solchen Schwere wählen, daß das Halten derselben mit wagerecht gehobenen und dabei gestreckten Armen schon Mühe macht. Für Kinder von sieben bis acht Jahren sind Zweipfünder schwer genug, Knaben von zwölf bis vierzehn Jahren können schon Vier- bis Fünfpfünder führen. Die Sechspfünder geben das gewöhnliche Maß für Erwachsene; durch Uebung gestärkte Jünglinge und kräftige Männer handhaben mit Leichtigkeit Achtpfünder. Schwerere Hantel sind meist nur zu Kraftproben und kürzeren Uebungen mit höchster Kraftanstrengung brauchbar. Die Eisengießereien liefern jetzt Hantel schon von geringem Gewicht an. Die oben angegebene Schwere bezieht sich immer nur auf einen Hantel; es muß hier aber sogleich der irrigen Meinung entgegen gearbeitet werden, als könne man für das gewöhnliche Hanteln (d. i. das Hantelturnen) einen Hantel allein gebrauchen. Dies würde nicht nur die Uebungen sehr erschweren, indem der Leib, des Gegengewichts entbehrend, immer dem Zuge nach der einen Seite folgen müßte, sondern auch eine schiefe und durchaus ungleiche Ausbildung geben, weil jeder Mensch geneigt ist, die schon stärkeren Glieder vorzugsweise zu gebrauchen.

Statt eines schwereren Gewichtes benutzt man bei dem sog. Stemmen einer Last mit einem Arme in neuerer Zeit häufig auch einen schweren, z. B. einen fünfzigpfündigen Hantel, dem man alsdann einen geraden Griff giebt.

Haltung der Hantel und Stellung des Uebenden.

Bei gesenkten Armen fasse jeden Hantel so, daß die Wölbung des Griffes nach oben gerichtet ist (vgl. z. B. die Fig. 7 S. 9) und der Längendurchmesser des Hantels sich rechtwinklig zur Längenachse des Armes verhält. So sind die Kugeln jedes Hantels gleichweit vom Arme entfernt, was auch während der Uebungen der Fall sein soll, so daß nie eine Kugel dem Arme näher ist als die andere.

Eine Abänderung dieser Haltung der Hantel erweist sich nur bei einigen Uebungen als zweckmäßig, wie seinerzeit jedesmal wird angegeben werden. — Bisweilen mag man auch zur Verstärkung des Schwunges jeden Hantel (statt an dem Griffe) an einer Kugel in die Hand nehmen.

Die Stellung des Hantlers ist, wenn es nicht ausdrücklich widerrufen wird, die aufrechte, nämlich die turnerische Grundstellung mit Bein- und Fersenschluß; die Füße sind etwas weniger als rechtwinklig auswärts gerichtet, der Kopf frei gehoben. Daß bei anstrengenden Uebungen der Kopf sich nicht senkt, die Sohlen nicht aufkippen und die Kniee sich nicht nach innen biegen, darauf ist besonders zu sehen. — Nur wenn die gestreckte Stellung ganz genau beobachtet wird, wirken die Uebungen auf Brust, Kreuz und Seiten, wie sie sollen.

Erklärung einiger Kunstausdrücke.

Ueber die der Kürze wegen gebrauchten Kunstausdrücke Kamm-, Risthaltung u. s. f. bemerken wir: wenn bei wagerecht gehobenem und gestrecktem Arme der Ellenbogen und der kleine Finger oben sind, so befindet sich der Arm in der Ellenhaltung; die umgekehrte Drehhalte des Armes, wo also der Daumen und der Zeigefinger nach oben gekehrt sind, heißt Speichhaltung des Armes; zwischen beiden befindet sich die Risthaltung, mit nach oben gekehrtem Handrist oder Handrücken; und dieser entgegengesetzt die Kammhaltung mit aufwärts gewendeter innerer Handfläche. — Bisweilen unterscheidet man auch die Schräghaltungen des Armes mit den Ausdrücken Hochrist- und Tiefrist-, Hochkamm- und Tiefkammhaltung. Ist der Arm wieder wagerecht und z. B. nach vorn gehoben, so befindet sich in der Hochristhaltung des Armes der Daumen höher als der kleine Finger; bei der Tiefristhaltung ist der kleine Finger höher als der Daumen; bei der Hochkammhaltung ist der Daumen höher, bei der Tiefkammhaltung niedriger als der kleine Finger. — Diese Kunstausdrücke gelten aber auch für andere Hebungen (Hebhalten) des Armes; und bei tief, d. h. gesenkt gehaltenen Armen befindet sich der Arm in der Speichhaltung, wenn der Daumen (der Speichenknochen des Unterarmes) nach vorn; in der Ellenhaltung, wenn der kleine Finger (die Elle des Unterarmes) nach vorn gewendet ist ꝛc.

Andere der Turnsprache angehörende Wörter wie „grätschen",

„wippen" (Fuß- und Kniewippen; Armwippen) ꝛc. wird die Beschreibung der Uebungen leicht verständlich machen.*)

Die Uebungen selbst.

Bei den Hantelübungen stehen die Füße entweder ganz fest, oder sie machen schritt- oder sprungartige Bewegungen, die sie immer wieder auf dieselbe Stelle zurückführen; oder endlich, sie bewegen sich von Ort (und Stelle) durch Gehen, Laufen oder Springen. Diese drei verschiedenen Arten wollen wir jetzt in der eben angedeuteten Folge näher beschreiben.

I. Uebungen an Ort mit feststehenden (standfesten) Füßen.

Fig. 1.

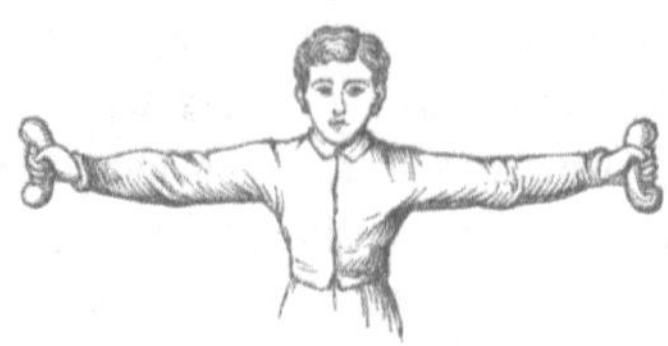

1. Das Hin- und Herdrehen der Arme. — Hebe die Arme wagerecht nach den Seiten, die Hantel senkrecht gegen den Boden gerichtet (Fig. 1). Bewege nun mittelst Drehens der gehoben bleibenden Arme die oberen Kugeln nach vorn und unten, und wieder zurück; darauf so weit als möglich nach hinten; und so fort: anfangs langsam, später auch so schnell als nur immer möglich.

Auch bei senkrecht über den Kopf gehobenen Armen, wie in jeder sonstigen Hebhalte der Arme, ist dieses Hin- und Herdrehen

*) Für Fechter mag hier noch bemerkt werden, daß in ihrer Aufeinanderfolge die Ellen-, Rist-, Speich- und Kammhaltung gleichbedeutend sind mit der ursprünglichen prima, secunda, tertia und quarta motio. Jetzt aber bedeuten in den verschiedenen Schulen dieselben lateinischen Ausdrücke oft die entgegengesetzten Armwendungen. Vergl. die zweite Auflage des Eiselen'schen Hiebfechtbuches, von M. Boettcher u. Dr. K. Waßmannsdorff 1882 herausgeg. (M. Schauenburg's Verlag in Lahr).

auszuführen; ebenso in der *Tiefhaltung* der Arme (mit gesenkten Armen), wobei die Arme nur soweit vom Leibe zu entfernen (also zu heben) sind, daß die Hantel die Beine nicht berühren.

Das *Hin- und Herdrehen der Unterarme* sei hier gleich angemerkt. Man hebt hier z. B. aus der Tiefhaltung der Arme nur die Unterarme wagerecht nach vorn (vergl. S. 16 die Fig. 15); oder man dreht die Unterarme hin und her bei irgend einer Hebhalte der (im Ellenbogen) *gebeugten* Arme.

Fig. 2.

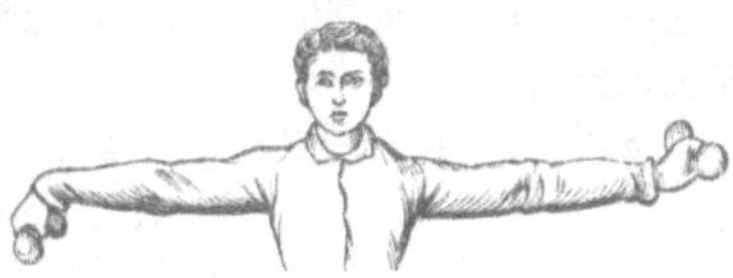

2. Das *Hin- und Herbeugen* der Hände (auch wohl *Aufkippen* genannt). Man übt dasselbe meist nur bei wagerecht nach vorn oder nach den Seiten (Fig. 2) gehobenen und gestreckten Armen und meist nur bei Risthaltung derselben. — Durch Biegen der Hände gegen die Ristseite der Arme heben sich die Hantel (wie der linke Arm der Figur 2 veranschaulicht), man streckt die Hände zurück und biegt sie alsbald gegen die Kammseite des Armes (s. den rechten Arm der Fig. 2), u. s. f.: ein schnelles Hin- und Herbiegen wird zu einem *Handschwingen* hin und her.

Diese das Handgelenk sehr stärkende Uebung mag auch bei gesenkten, bei schräg oder senkrecht gehobenen, gestreckten oder gebeugten, Armen und auch mit Beugen der Hand gegen die Ellen- und die Speichseite des Armes ausgeführt werden.

3. Das *Unterarmhauen*. Man übt es meist

a) bei wagerecht nach den Seiten,

b) bei wagerecht nach vorn gehobenen Armen,

die anfangs, und zwar in der sog. Kammhaltung, gestreckt und bei b) außerdem gleichlaufend (parallel) gehalten sind. Die Arme werden, ohne jede Mitbewegung der Oberarme, so stark gebogen, daß die Hantel die Schultern berühren, worauf die Unterarme zurückgeschnellt werden. — Dies geschieht entweder wechselarmig (abwechselnd rechts und links, oder links und rechts) oder gleicharmig (d. h. mit beiden Armen zu gleicher Zeit). — Bei a) können die Arme in allen vier Drehhalten (also auch in der Risthaltung 2c., s. S. 3) gleichzeitig ohne Weiteres thätig sein: bei b) lassen sich Hiebe beider Unterarme aus der Rist- und der Ellenhaltung nur so ausführen, daß bei dem Beugen der Arme ein Unterarm über den anderen hin kommt. Ein Mitbeugen der Hände (in den Handgelenken) vermehrt den Schwung dieser Hiebe. — Man übe das Unterarmhauen auch bei Tiefhaltung der Arme; ebenso nach einem Rückheben der gesenkten Arme (also aus einer Rückhebhalte).

4. Das Arm-Stoßen bei geschlossenen Beinen:

A. gleicharmig.

a) } senkrecht { nach unten,
b) } senkrecht { nach oben.
c) } wagerecht { nach vorn,
d) } wagerecht { nach den Seiten.

Fig. 3.

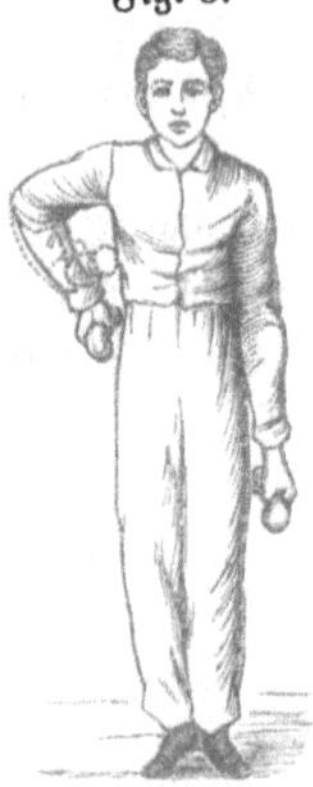

Jedem Armstoße geht ein Arm-Beugen voran; bei dem Stoße selbst bewegt sich die Hand in einer geraden Linie zur Streckhaltung des Armes.

a) Die Hantel werden anfangs nur durch Biegung der Ellenbogen bei hinzukommendem Heben der Oberarme in senkrechter Richtung aufwärts bewegt, worauf schnell der Tiefstoß folgt; später biegt man die Handgelenke so stark mit, daß die mittleren Knöchel die Achselhöhlen berühren (Fig. 3 zeigt einen Tiefstoß nur des rechten Armes).

b) Die senkrecht vor- (d. h. nach vorn) gehobenen und gestreckten Arme senke und biege so weit, daß die in senkrechten Ebenen abwärts bewegten Hantel mit den hintern Kugeln über den Schultern, noch unter

Kinnhöhe, sich befinden, und strecke dann rasch die Arme wieder aufwärts zu ihrer vorigen Hochhaltung.

c) Die gerade vorgehobenen Hände ziehe bis zur Brust an und stoße dann rasch vorwärts. (Die Fig. 4 zeigt einen Stoß nur des linken Armes nach vorn).

Fig. 4.

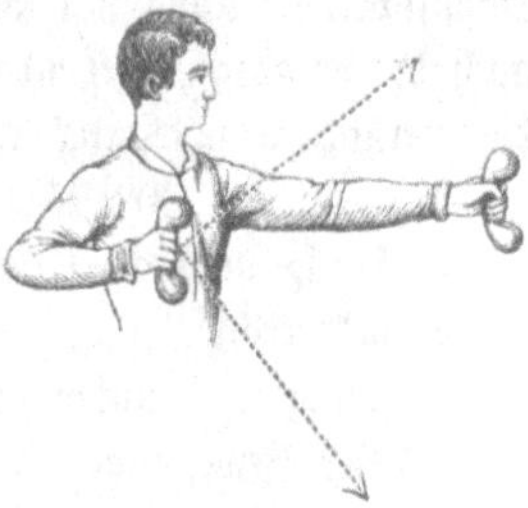

d) Hierbei müssen die Ellenbogen stark rückgehoben werden und die Handgelenke der nach der Ristseite des Armes gebeugten Hände die Seiten der Brust berühren. (Vergl. Fig. 5). — Wenden sich bei dem Armbeugen zum Stoß die Hantel nach innen, so wird ein reiner Seitstoß nicht möglich, es entsteht vielmehr eine Art Unterarmhieb nach den Seiten; vgl. die Uebung 3.

Fig. 5.

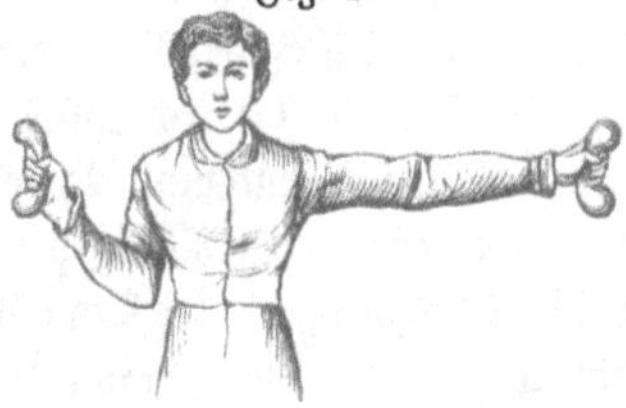

B. wechselarmig.

Nach dem Strecken des einen Armes biegt sich erst der andere zum Stoß; oder beide anfangs ungleich gehaltene Arme sind gleichzeitig, aber im Widerspiel thätig: der eine Arm biegt sich, während der andere sich streckt. — Diese Uebungen können wieder nach allen vier Richtungen gemacht werden; a und b wirken besonders auf die Seiten.

5. Das Stoßen bei (seit-)gegrätschten (d. h. seitwärts geöffneten) Beinen.

Auf den ersten Blick scheint diese Uebung mit der vorigen gleich zu sein; dadurch aber, daß die Füße, nachdem das linke oder das rechte Bein einen Seittritt (einen Schritt nach der Seite) ausgeführt hat, um zwei gute Fußlängen von einander entfernt sind, steht man bei weitem fester und kann die hier erst zu erwähnenden schrägen Bewegungen mit Sicherheit ausführen, was bei der gewöhnlichen Stellung mit Fersenschluß nicht so gut möglich ist; aber auch die geradeaus gehenden erhalten weit mehr Kraft und durch die veränderte Stellung etwas Eigenthümliches.

A. Armstöße nach vorn gleicharmig.

a) schräg nach oben (Schräghochstöße),

b) wagerecht,

c) schräg nach unten (Schrägtiefstöße).

Jede dieser Bewegungen kann geradeaus oder schrägwärts erfolgen, also z. B. der wagerechte Stoß beider Arme kann gerade nach vorn oder schrägrechts- wie schräglinkshin geschehen; ebenso die Schräghoch-, die Schrägtiefstöße gerade aus (s. die punktirten Linien der Fig. 4 S. 7, die Schrägstöße nur des rechten Armes andeuten), oder rechts- wie linkshin. Vorzüglich übend aber ist es, wenn man die entgegengesetzten Richtungen immer auf einander folgen läßt, z. B. Schräghochstoß der Arme links-, darauf Schräghochstoß rechtshin; wagerechter Stoß schräglinkshin, darauf schrägrechtshin; Schräghochstoß nach vorn, darauf Schrägtiefstoß nach vorn, u. s. w.

B. Wechselarmig.

a, b und c wie bei A, wobei man entweder in derselben Richtung mit den Armen wechselt oder mit jedem Arm auch eine verschiedene Richtung annimmt, z. B.: stoße schräg aufwärts und linkshin erst mit dem linken, dann ebenso mit dem rechten Arme; darauf schrägaufwärts nach der rechten Seite mit dem rechten und später mit dem linken Arme; oder auf einen Schräghochstoß des linken Armes linkshin lasse gleich einen Schräghochstoß rechtshin folgen, u. s. f.

Stößt man wechselarmig geradeaus und zwar wagerecht nach vorn, so nennt man dies wohl auch Boxen. Hierbei bewegen sich die Arme entweder so kurz und schnell als möglich, wobei sich jedoch jeder Arm strecken muß, oder man führt die Stöße mit weit hinter den Leib bewegten Ellenbogen, so daß der Hantel bei dem Armbeugen zum Stoß an die Leibesseite kommt. Bei der letzteren Art macht immer ein Arm für sich den Stoß, während der andere gestreckt ruht; bei der ersten arbeiten die Arme gleichzeitig, wie bei 4.B. S. 7.

6. Die Stampfe. Eine eigenthümliche Art des Stoßens wechselarmig, die vorzüglich wohlthätig auf den Unterleib wirkt, nennt man kurz wohl auch die Stampfe. Die Stellung ist wie vorher (Uebung 5) die Seit-Grätschstellung, doch mag man die Kniee etwas biegen; der Oberleib ist jedoch weit vorgebogen, so daß die Hantel beinahe die Erde berühren. Die Stöße erfolgen senkrecht nach unten und zwar so, daß, nach dem Beugen eines der gestreckt nach unten gerichteten Arme zum Stoß, die Arme gleichzeitig thätig sind: während der gebogene Arm sich streckt, beugt sich der andere. (Fig. 6.)

Fig. 6.

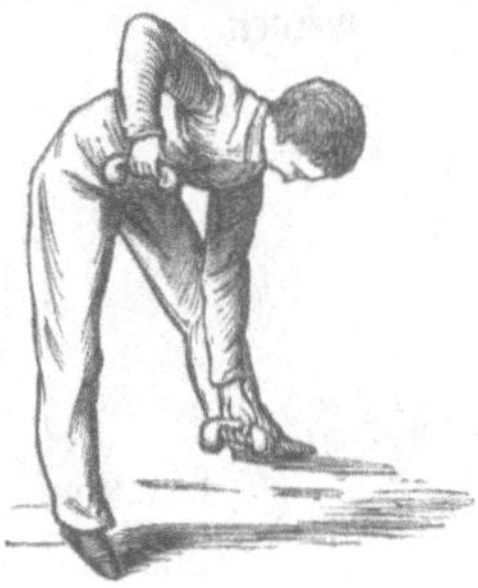

Fig. 7.

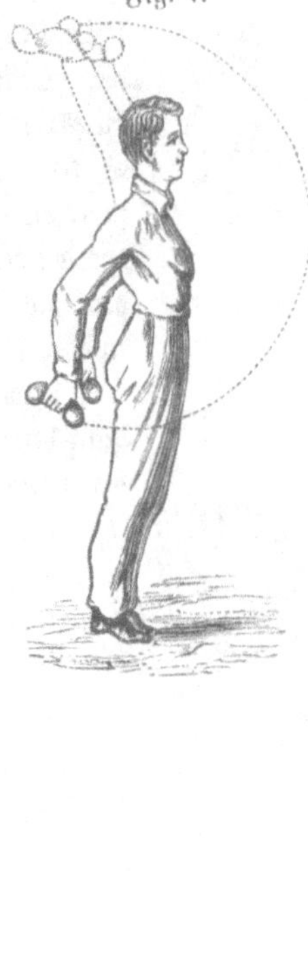

7. Heben und Schwingen der gestreckten Arme, in der Grundstellung mit geschlossenen Beinen und Fersen, und in senkrechten Ebenen. Auf jede Hebung erfolgt, und zwar in denselben Ebenen oder Bahnen, das Zurück-Senken der Arme.

a) nach vorn bis über den Kopf: aus der Tiefhaltung bewegen sich die Arme gerade vorwärts in die Höhe, wenn möglich bis hinter die Schulterlinie; das Vorsenken bringt beide Arme in die Grund- (die Tief-) Haltung zurück, oder soweit als möglich nach hinten (zu einer Rückhebhaltung, Fig. 7). Man übt dieses Heben und Senken der Arme erst langsam (ohne Schwung), dann immer schneller und schneller. Die Fig. 7 deutet an, daß die Uebung auch bei Schlußhaltung der Füße sich ausführen läßt. Auch ein Fußwippen (das Erheben in den Zehenstand und das Zurücksenken in den Sohlenstand) kann mit ihr verbunden werden.

Fig. 8a.

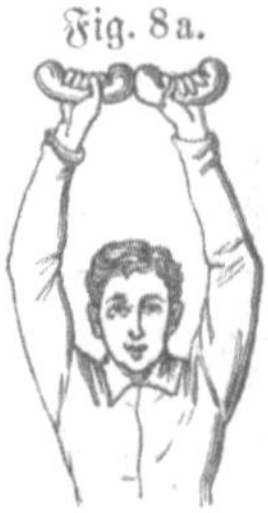

b) nach den Seiten bis über den Kopf:

1. bei Kammhaltung } der Arme.
2. bei Speichhaltung } der Arme.
3. bei Ellenhaltung der auswärts gedrehten Arme.

Die Arme werden seitwärts (nach außen bis über den Kopf) gehoben, und ohne Aenderung der anfänglichen Drehhalte der Arme. — Bei 1 sind anfangs die Handriste (die Handrücken) nach hinten gerichtet und schließlich berühren sich die früher vorderen Kugeln der Hantel über dem Kopfe (Fig. 8a); bei 2 sind die Arme anfangs in der Speichhaltung (vgl. Fig. 7 S. 9) und über dem Kopfe treffen die Handriste zusammen (am leichtesten bei einer geringen Beugung der Arme, wie die Figur 8b andeutet); bei 3 werden die Arme vor dem Heben zur Kammhaltung und weiter zur Ellenhaltung gedreht (Fig. 8c). — Die Bewegung geschehe immer nur mäßig rasch; ganz langsam ausgeführt, so daß kaum ein Fortrücken der Arme bemerklich wird, ist sie sehr schwer.

Fig. 8b.

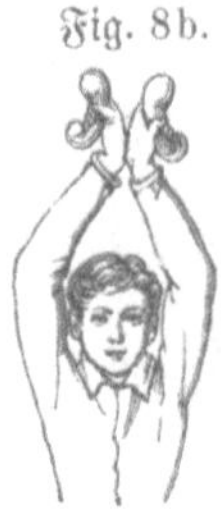

Fig. 8c.

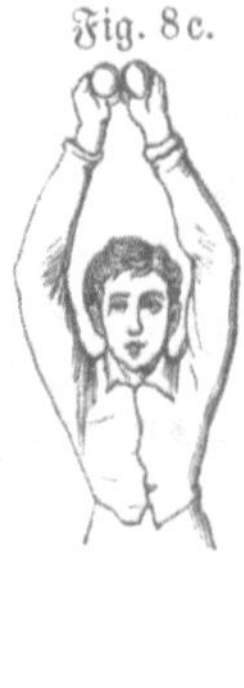

Anfänger mögen sich mit dem Rücken gegen eine Wand stellen und bei 1 stets die Handriste, bei 2 die hinteren Kugeln der Hantel, bei 3 die früher vorderen Kugeln die Wand berühren lassen. — Aus der Rist- und der Ellenhaltung nach einem

Armdrehen nach innen kann man, bei genauer Beibehaltung dieser Drehhalten, die Arme nicht nach den Seiten über den Kopf heben.

8. Eine Verbindung von Armschwingen mit einer Rumpfübung ist der sog. Sägemann. In der Seit-Grätschstellung stehend hebe die Arme nach vorn über den Kopf; bei dem Niederschwung der Arme biegt sich der Oberleib vor, die Hantel schwingen dicht über dem Boden fort und zwischen den in den Knieen etwas nachgebenden Beinen hindurch nach hinten (Fig. 9a); beim Aufschwunge (Fig. 9b) biegen sich Hals und Kreuz nach hinten. — Man muß anfangs den Schwung sehr mäßigen, um das Gleichgewicht zu finden.

Fig. 9a.

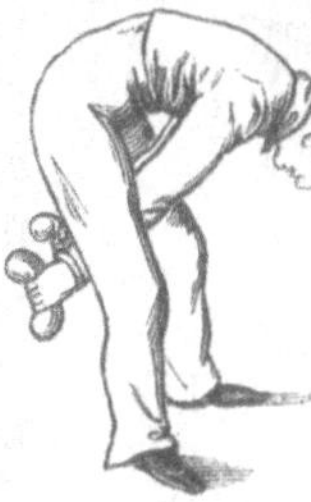

Fig. 9b.

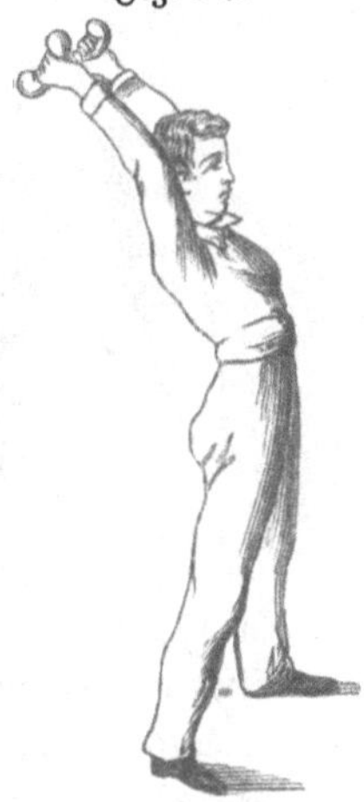

9. Das Ausbreiten der wagerecht vorgehobenen Arme nennt man wohl auch die Schulterprobe. — Dies ist die vorzüglichste Uebung, um Arme, Schultern und Brustmuskeln zu stärken und die Brust zu heben (zu wölben). Wenn man sie täglich macht und von Zeit zu Zeit die Zahl der Hin- und Her-Bewegungen steigert, so wird man bald das Zunehmen seiner Kraft wahrnehmen. Doch muß die Uebung anfangs mit Vorsicht und nur so lange betrieben werden, als die Schwingungen ganz regelmäßig gehen.

Sind bei der gewöhnlichen Haltung der Hantel die Unterseiten der Griffe nach der Erde gekehrt (vgl. Fig. 6 S. 9), so fasse man jetzt bei Tiefhaltung der in Speichhaltung sich befindenden Arme die Hantel so, daß die Unterseiten der Griffe nach den Schenkeln zu gewendet sind, so daß später, bei wagerecht vorgehobenen Armen und vollkommen geraden Ellenbogen, die Kugeln und etwa noch ein Theil der Daumen einander berühren

Fig. 10 a.

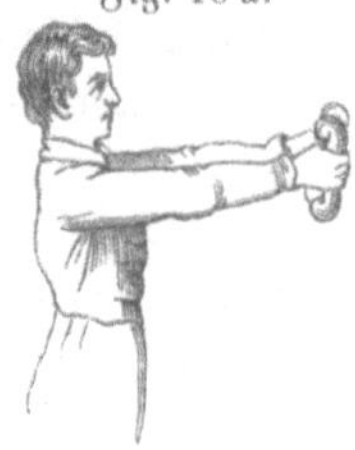

Fig. 10 b.

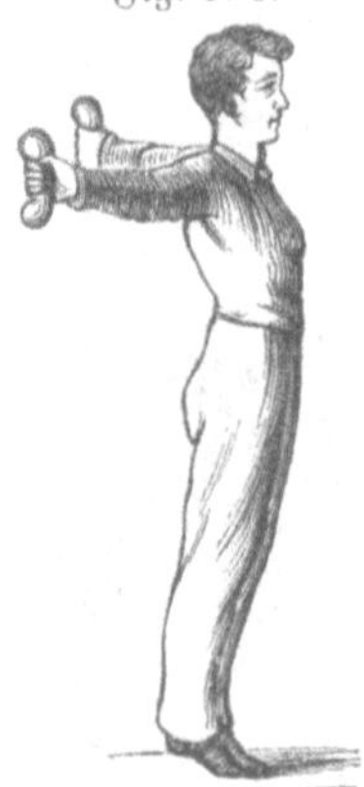

(Fig. 10a). Aus dieser Haltung nun schwinge die Arme so weit als möglich nach hinten (Fig. 10b) — die Arme wagerecht, oder, damit die Schultern sich nicht heben, lieber ein wenig höher gehalten —, und lasse vermöge der Federkraft der Muskeln die Hantel bis zur Berührung wieder vorfliegen, doch ohne zu diesem Schließen der Arme neue Kraft anzuwenden. — Dem Rückschwunge gebe anfangs wenig Kraft, damit die Brustmuskeln nicht zu stark ausgedehnt werden; später ertragen diese den vollen Schwung. Man trachte auch danach, den Kopf zurück zu nehmen, sonst „verfällt" er gern, d. h. hier, er bewegt sich nach vorn, anstatt seine aufrechte Haltung zu bewahren. — Beim Vorschwung mäßige die Schnelligkeit und suche beide Arme ganz gestreckt und in gleicher Höhe zu behalten, damit die Finger nicht berührt werden. — Wenn bei fortgesetztem Armausbreiten die Arme sinken oder sich zu krümmen anfangen, muß man sogleich die Uebung abbrechen.

Auch bei anderen Drehhalten der Arme übe dieses Ausbreiten und Schließen, und auch mit Armdrehen. Berühren sich z. B. die Handriste der in der (gewöhnlichen) Ellenhaltung vorgehobenen Arme, so drehe während des Ausbreitens die Arme in die Kammhaltung (die Riste unten) und bei dem Schließen drehe sie (zur Ellenhaltung) zurück.

Hebe ferner die im Ellenbogen und der Hand sich biegenden Arme wagerecht nach vorn zur Speichhaltung und zum Handschluß, und zwar so, daß die Unterseiten der Hantelgriffe der Brust nahe sind, alsdann führe mit einem Hiebe jedes Unterarmes das Ausbreiten der Arme aus und schwinge dieselben zu ihrer früheren Beugehaltung zurück.

Fig. 11.

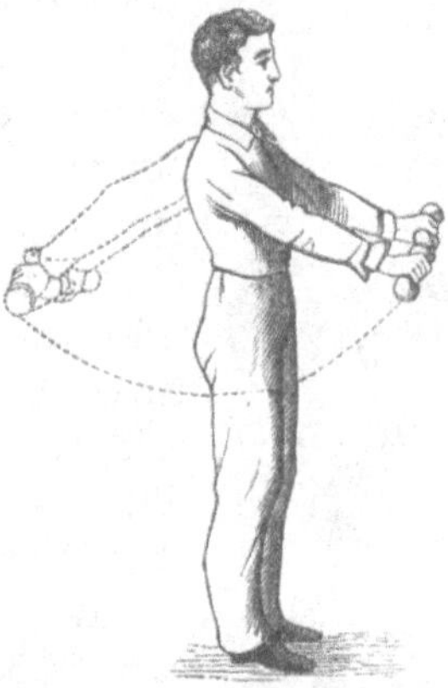

10. Das Bogenschwingen der aus der Tiefhaltung nur wenig vom Leibe abgehobenen gestreckten Arme, Fig. 11, wird wohl auch der Mantel oder die Schulterprobe in der Tiefe genannt und dient mehr dazu, die Schultern zurückzubringen, als zur Stärkung, kann daher auch mit weit schwereren Hanteln ausgeführt werden, als die gewöhnliche „Schulterprobe". Die Uebung besteht darin, daß die sich trennenden und wieder schließenden Hände so einen Kreis um den Leib beschreiben, daß vorn die vorderen Kugeln (bei Risthaltung der Arme) und hinter dem Leibe — in Folge eines Armdrehens nach außen — die hinteren Kugeln zusammenstoßen. Die Knöchel der Hände (die Handriste) sind dabei immer nach außen (d. h. von dem Mittelpunkte des Kreises ab-) gewendet, die Arme bleiben vollkommen gestreckt. Je weiter der Kreis, desto mehr Uebung entsteht für die Schultern. Anfangs bleiben hinten die Hantel dicht am Leibe und auch später demselben immer näher als vorn.

Zur Abwechselung schwinge man die Hantel auch so, daß vorn wie hinten die inneren Kugeln zusammentreffen. — Faßt man jeden Hantel an einer Kugel, so berühren sich jeweils die unteren Kugeln.

Fig. 12a.

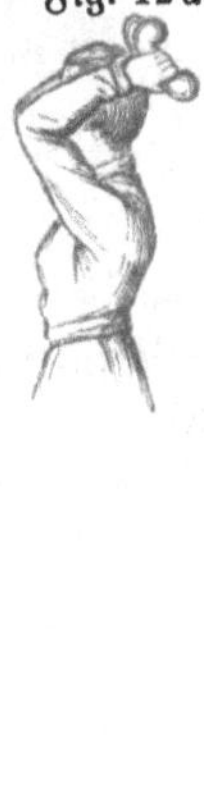

11. Folgende Verbindung von Unterarmhieb, Armschwingen und Armstoßen nennt man wohl auch das Stoßhauen. — Es werden beide Hantel mit gebogenen Armen nach vorn gehoben, bis zur Höhe des Kopfes (Fig. 12a). Nun führen die Unterarme der sich nach vorn senkenden Arme einen kräftigen Hieb nach unten aus. Die schon vor Einnehmen der senk-

Fig. 12b.

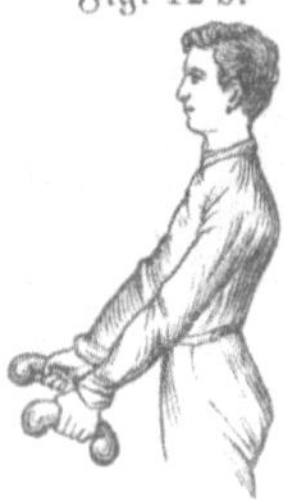

Fig. 12c.

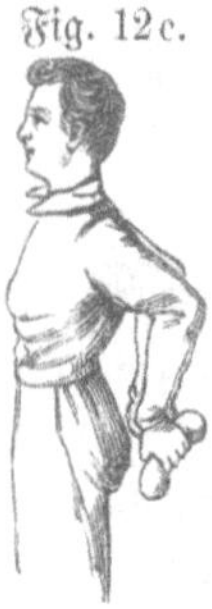

rechten Haltung gestreckten Arme (Fig. 12b) schwingen nach hinten, beugen sich (Fig. 12c) zum Stoß (die Hände kommen in die Achselhöhlen) und der Tiefstoß geschieht senkrecht, worauf die sich biegenden Arme wieder nach vorn (zur Haltung wie bei der Fig. 12a) gehoben werden, worauf ein kleiner Ruhepunkt eintritt. Alle vier Bewegungen dieser Uebungsreihe (1. das Vor-Heben der sich biegenden Arme, 2. der Unterarmhieb mit Vorsenken und Rückschwingen der Arme, 3. das Beugen zum Stoß, 4. der Tiefstoß selbst) müssen rund und ohne Absetzen in einander greifen.

12. Einen Stoß eines Armes wagerecht nach vorn, bei dem, wie beim Werfen eines Steines, der Arm anfänglich sich gestreckt nach hinten hebt, nennt man wohl auch den Stoßwurf oder den **Wurfstoß** (Fig. 13). — Der Grätschstehende hebt einen der gestreckt herabhängenden Arme rückwärts, beugt den Arm und führt den Hantel etwas nach oben

Fig. 13a.

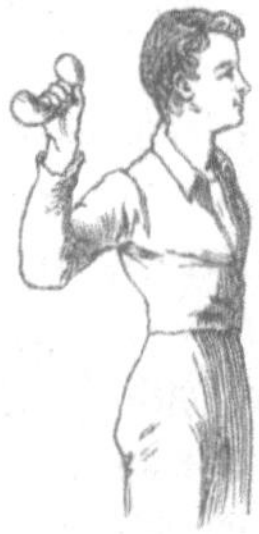

Fig. 13b.

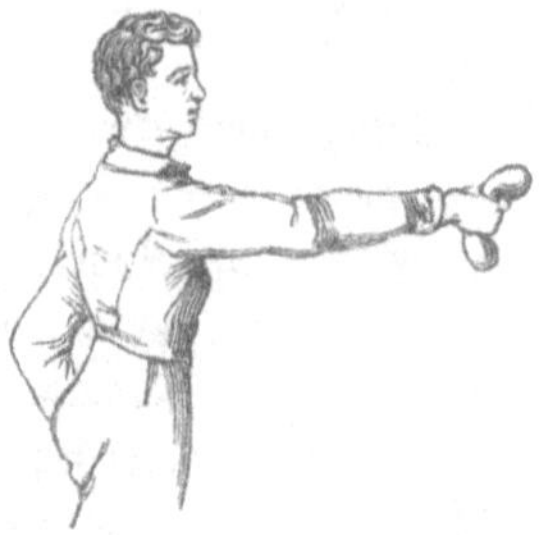

(Fig. 13a), worauf der gerade Vorstoß (Fig. 13b) geschieht. — Meist übt man dieses Stoßen wechselarmig; es kann aber auch gleicharmig ausgeführt werden.

Fig. 14 b.

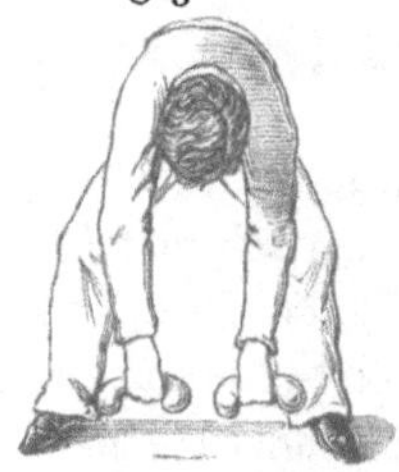

Fig. 14 a.

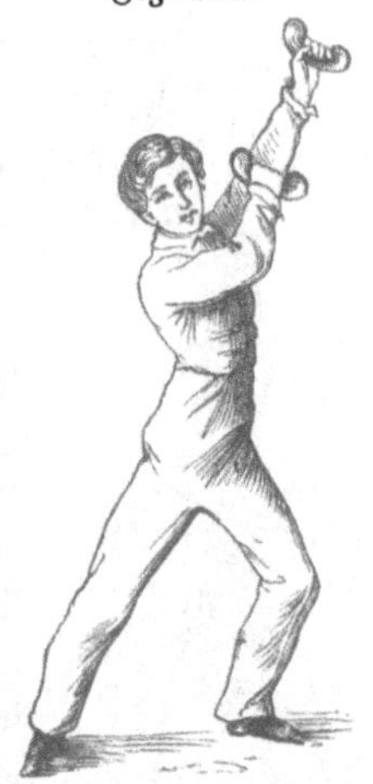

13. Das Seitschwingen der Arme mit Kniewippen (d. h. mit Heben und Senken, bez. Senken und Heben des Leibes, mittels Beuge- und Streckthätigkeit vorwaltend der Kniee) geschieht gleicharmig und bei seitgegrätschten Beinen, die hier abwechselnd kniewippen sollen. Die Arme beschreiben vor dem Leibe, von links nach rechts und umgekehrt, einen starken Halbkreis. Des bessern Schwunges wegen und um bei den nach unten geschehenden Bewegungen die Beine nicht zu berühren, werden die Daumen nach innen, die kleinen Finger nach außen, die Hantel aber in eine Linie gewendet (vgl. Fig. 14 b). Bei dem Schwunge nach einer Seite biegt sich jeweils das Knie derselben stark, während sich das andere vollkommen streckt.

a. ohne Rumpfbeugen.

1) der Halbkreis der Arme erfolgt von oben nach unten. — Vorher heben sich die anfänglich gesenkten Arme dicht an den Knieen vorüber nach der gleichen, z. B. der linken Seite (Fig. 14 a), der vorangehende Arm schwingt bis über Kopfhöhe, der nachfolgende, welcher im Ellenbogen gebogen wird, etwa bis zur Kinnhöhe; das linke Knie biegt sich.

2) der Halbkreis der Arme geschieht von unten nach oben. — Hier senken sich vorher die senkrecht, also über den Kopf gehobenen Arme nach einer Seite, so daß der eine Arm beinahe den Schenkel berührt, der andere mit hochbleibendem Ellenbogen sich nur bis zur Schulter bewegt, und wieder biegt sich ein Knie.

b. mit Rumpfbeugen (und -Strecken).

Der Leib wird jeweils so weit nach vorn niedergebeugt, daß die Hantel beinahe die Erde berühren (Fig. 14b); die Schwingung der Arme nach den Seiten geschieht wie bei a. 1, der Oberleib muß sich dabei fast ganz aufrichten.

Fig. 15.

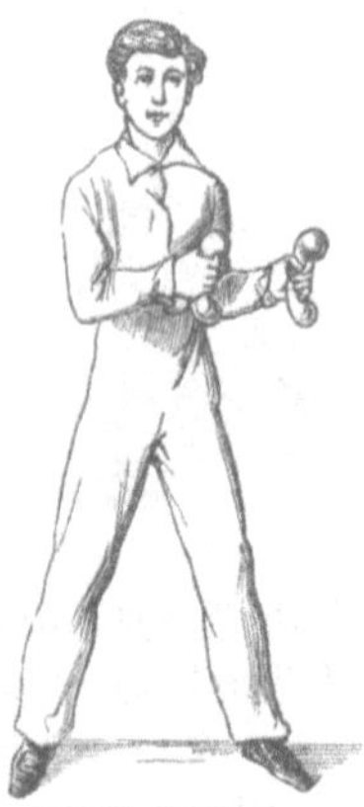

14. Das Rumpfdrehen mit Schwingen der gebogenen Arme (Fig. 15). Beide Unterarme des in der Seit-Grätschstellung Stehenden sind wagerecht vorgehoben, die Hantel senkrecht gegen den Boden gerichtet, die Ellenbogen so weit vorbewegt, daß ihre Verbindungslinie den Leib berühren würde. In dieser Stellung schwingt man die Hantel, indem der Oberleib sich dreht, kurz und schnell rechts und links, ohne die Sohlen zu bewegen und die Arme vom Leibe zu bringen.

15. Das Rumpfdrehen mit Strecken und Beugen der Arme (Fig. 16). Die Ausgangsstellung wie vorher (Uebung 14), die Arme strecken sich aber beim Anfang des Drehens und senken sich etwas nach unten. Sie bleiben also nicht am Leibe, und beim Rechtsschwunge biegt sich der linke Arm, beim Linksschwunge der rechte. Brust und Gesicht folgen dem Armschwunge, bewegen sich also so weit als möglich nach hinten.

Fig. 16.

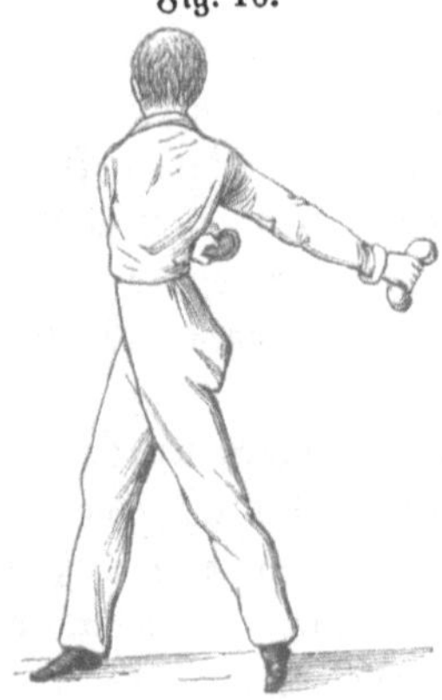

16. Das Armkreisen seitlings vom Leibe. Bei geschlossenen Fersen bewegen sich die gestreckten Arme an beiden Leibesseiten im Kreise, indem sie sich der senkrechten Ebene möglichst nähern. Die Uebung geschieht:

a) mit einem Arm fortgesetzt
b) wechselarmig
c) gleicharmig
} vorwärts und rückwärts.

Bei a wird der (am Leibe herab-)hangende Arm z. B. gerade vorwärts so gehoben, daß der Oberarm beinahe den Kopf berührt; in diese Hebung gekommen, wendet sich der kleine Finger nach hinten, der Arm senkt sich weit rückwärts, und kommt, die Nägel dem Schenkel zugekehrt, wieder in die untere senkrechte Haltung: dies ist das Rückwärts-Kreisen des Armes. — Wird der Kreis vorwärts gemacht, so bewegt man den Daumen gleich anfangs nach außen, damit, nach dem Rückheben des Armes, in der oberen senkrechten Haltung der kleine Finger wieder nach hinten gerichtet ist; hierauf senkt sich der Arm vorwärts nach unten in die Tief-Haltung. — Beide Kreis-Bewegungen müssen erst langsam gemacht werden, um bei falschem Drehen des Armes das Schultergelenk nicht zu sehr anzugreifen, dann aber immer schneller und schneller. Der Oberleib darf an der Bewegung der Arme keinen Antheil nehmen.

Die Uebung b ist nur dadurch von a unterschieden, daß bei dieser ein Arm mehrere Kreise beschreibt, bei b nach jedem Umschwung der andere Arm den ersten ablöst, wodurch die Bewegung schwerer, aber auch um so kräftigender für die Schultern wird.

Das gleichzeitige Kreisen beider Arme (der Armkreis gleicharmig), c, ist am schwersten und muß zuerst sehr langsam und mit richtiger Drehung der Arme ausgeführt werden, damit die Bewegung ohne Unterbrechung fortgeht, und die Schultern keinen Ruck bekommen. Um die Finger vorn gegen ein Zusammenschlagen zu schützen, hält man die Hantel wie bei der sog. Schulterprobe, die Höhlungen der Hantel also einander zugekehrt.

17. Der Armkreis vorlings (d. h. vor dem Leibe), im Stehen mit gegrätschten Beinen.

Der Kreis wird hier vor dem Leibe, von rechts nach links und umgekehrt, beschrieben, so daß der Oberarm sich dicht am Gesicht vorüber bewegt. Die Kugeln der Hantel werden nach rechts und links gewendet, damit sie die Schenkel nicht berühren. Alle Veränderungen des Seitlings-Armkreisens (Uebung 16) können auch hier gemacht werden.

18. Der Armkreis vorlings mit Kniewippen und Rumpfbeugen. Ganz die vorige Arm-Uebung, nur kommt hinzu, daß bei nachgebenden Knieen der Oberleib sich stark vorneigt und die Hantel im Schwunge beinahe die Erde berühren. Beim Hochschwung der Arme richtet sich auch der Oberleib jedesmal auf, wie bei der Uebung 13, S. 16.

19. Der sog. Trichter ist ein Armkreisen, bei dem die Hand einen nur mäßig großen Kreis beschreibt. Bei geschlossenen Fersen hebt man am besten die Arme zunächst wagerecht nach den Seiten (vgl. Fig. 1). Je enger und schneller nun die Kreise, von vorn nach hinten oder umgekehrt, um die wagerechte Linie herumgehen, desto schwieriger ist die Uebung. Später kreisen die Arme auch in anderen Haltungen.

20. Das Armkreisen vorlings in einer Achte. In der Seitgrätschstellung beschreibt man mit den Hanteln zunächst eine liegende Achte, deren Mitte sich gerade vor dem Gesicht befindet. Die Uebung kann wieder geschehen

a) wechselarmig,
b) mit einem Arme fortgesetzt,
c) gleicharmig.

Bei a und b wird die Bewegung zuerst von oben nach unten angefangen, also mit dem rechten Arm von der rechten Schulter nach der linken Hüfte u. s. w. Bei c werden die in der gewöhnlichen Haltung vorderen Kugeln immer nach der Richtung der Bewegung gewendet; die Arme rechts und links oben, also vor ihrer Streckung nach der Mitte, dahin gedreht. — Andere Ausführungsweisen wie auch das entsprechende Kreisen seitlings vom Leibe oder nach einem Vorheben der Arme über den Kopf ergeben sich leicht.

21. Die sog. Reiterhiebe werden wechselarmig und zwar in der Seitgrätschstellung ausgeführt. Die Uebung besteht darin,

daß der anfänglich stark gebogene Arm durch eine rasche und kräftige Hiebbewegung von der Höhe zur Tiefe, oder von einer Seite zu der anderen geschleudert wird. Zwei untere Hiebe, der Tiefkamm- und der Ellenhieb, werden als zu künstlich hier ausgelassen. In der Mitte des Schwunges, also in der Schulterhöhe, muß der Arm vollkommen gestreckt sein, und es ist sehr darauf zu sehen, daß der Hieb nicht sinkt, d. h. statt der Linie über Hals und Brust, die über Unterleib oder Schenkel beschreibt. Bei jedem Hiebe müssen die mittleren Knöchel der Hand und die Längenachse des Hantels in der Ebene des Hiebes liegen, damit dieser, würde er mit einer Waffe ausgeführt, scharf erfolgt. Es giebt

a) einen senkrechten Hieb,
b) schräge Hiebe, } diese können einfach, doppelt und dreifach ausgeführt werden.
c) wagerechte Hiebe, }

a) Bei dem senkrechten, dem Speichhiebe, hebe die Hand bis über den Kopf, den Ellenbogen bis zur Kinnhöhe (vgl. Fig. 12a S. 13). Nach dem Hiebe bleibt jeder Arm so lange vor dem Leibe gestreckt liegen, bis auch der andere die Bewegung vollendet hat.

Fig. 17.

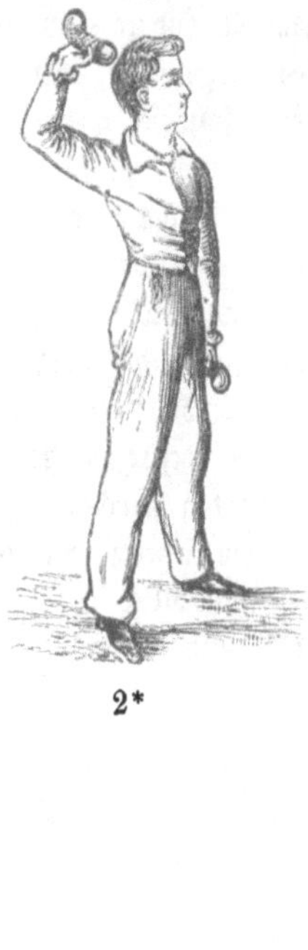

b) Die schrägen Hiebe, wenn sie von oben geführt werden, heißen Hochkamm- und Hochristhieb; der Tiefristhieb geschieht von unten her schräg-aufwärts. Beim Hochkammhiebe r. (Fig. 17) hebe die Faust etwas über Kopfhöhe, der stark gekrümmte Ellenbogen ist ein wenig nach hinten gewendet; der Hieb endigt über der inneren (also deiner linken) Hüfte. Der Hochristhieb (Fig. 18) beginnt mit über die entgegengesetzte Schulter bis zur Kopfhöhe geschwungener Faust und nach vorn gerichtetem Ellenbogen, und endigt an der äußeren Seite in der Hüfthöhe. Der Tiefristhieb r. endlich beginnt von deiner

Fig. 18.

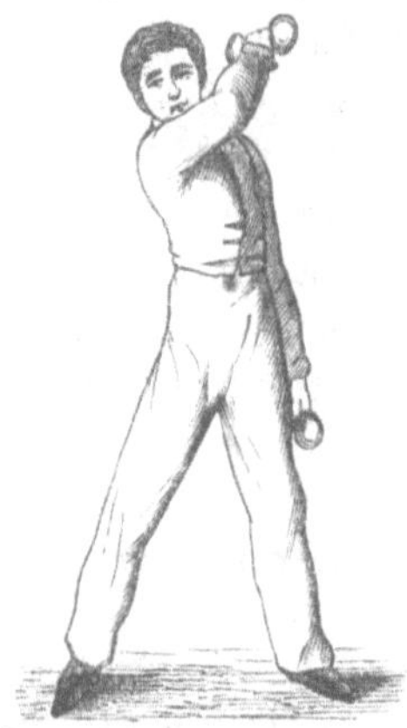

inneren (linken) Hüfte und endigt auswendig in der Höhe des Kopfs. Will man die Hiebe verdoppeln oder verdreifachen, so nimmt man dazu nur die beiden oberen. Bei Doppelhieben fängt immer der Hochkammhieb an; hat der Arm diesen geführt, so schwingt er gleich im Bogen bis über die äußere Schulter und vollendet auch den Hochristhieb, so daß kein Absatz (kein Halt) zu bemerken ist. Eben so verfährt dann die andere Hand. Bei dreifachen Hieben kann man sowohl mit Hochkamm- als Hochrist-Hieb anfangen; es versteht sich aber, daß die andere Hand dasselbe thut, und daß alle drei Bewegungen gut verbunden werden.

c) Die wagerechten Hiebe: der Rist- und der Kammhieb. Der Anzug zum Risthiebe ist dem zum Hochristhiebe ähnlich, mit dem Unterschiede, daß die Faust nur bis gegen die andere Schulter, nicht über sie gehoben wird. Eine Abart des wagerechten Risthiebes ist es, wenn derselbe nicht bloß nach vorn, sondern mehr nach der Seite geführt wird, und der Arm bis nach hinten ausschwingt. Der Kammhieb ist der schwerste; er wird ganz wie der Hochkammhieb, nur etwas niedriger, angefangen und nach der entgegengesetzten Schulter zu geführt. Beide Hiebe kann man auch wie Hochkamm- und Hochristhieb verbinden, doch übt man sie in der Regel einzeln.

22. Kurzhauen nennt man häufig die vorige Uebung, wenn sie mit verkürzten Bewegungen so geschieht, daß die Arme sich nie vollständig strecken. Besonders eigenthümlich wird dieses Hauen bei dem Speichhiebe, den man auch vorzugsweise übt; es steigt bei diesem nämlich der zweite Arm in die Höhe, während der erste sich senkt; und so fort.

23. Der Kreishieb, wechselarmig in der Grätschstellung ausgeführt, ist ein Hochkammhieb, wobei der Hantel aber erst mit einem langen Bogen nach der entgegengesetzten Seite um den Kopf geschwungen wird, und so beinahe eine stehende Achte (vgl. S. 18) beschreibt.

Fig. 19b.

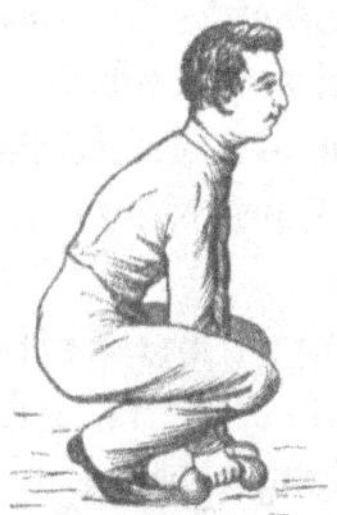

Fig. 19a.

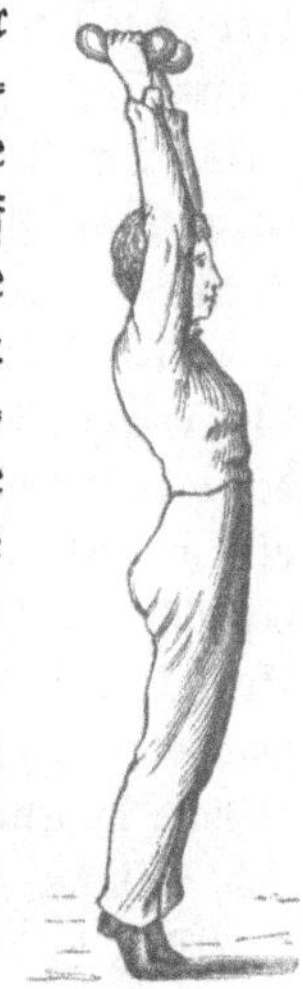

24. Das Kniewippen mit Hoch- und Tiefstrecken der Arme. Auf eins! hebe die Unterarme und strecke rasch die Arme senkrecht nach oben (Fig. 19a); auf zwei! biege die sich senkenden Arme wieder so, daß die Hantel dicht an der Brust vorbei nach unten kommen; zu gleicher Zeit biege die Kniee stark und senke dich in die sog. Hock-Stellung (Fig. 19b), wobei der Oberleib aufrecht bleibt, die Kniee sich öffnen, die Fersen den Boden verlassen und das Gesäß der Erde sich möglichst nähert, so daß die Hantel bei gesenkten Armen beinahe den Boden berühren. Auf eins! bewegen sich Leib und Hantel wieder in die Höhe; und so fort.

Fig. 20.

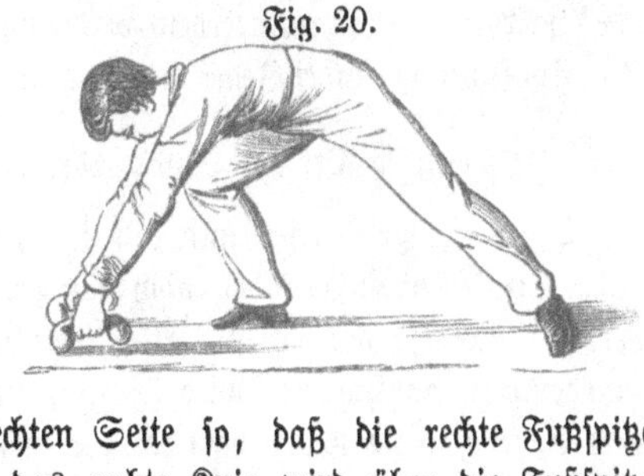

25. Das Berühren des Bodens seitens eines gegrätscht Stehenden. Die Füße stehen drei Fußlängen von einander, und sind auswärts gerichtet. Man dreht sich auf den Fersen nach der rechten Seite so, daß die rechte Fußspitze ganz dahin gerichtet ist; das rechte Knie wird über die Fußspitze hinaus gebogen, das linke ist gestreckt — wie im Ausfall beim

Fechten, nur daß kein Tritt geschieht —, der Oberleib neigt sich weit über das Knie hinaus und der rechte Hantel berührt vor der Fußspitze die Erde (Fig. 20.); dasselbe geschieht nun widergleich (symmetrisch) nach der linken Seite, und so fort.

26. Seitbeugen des Rumpfes: rechts mit Tiefstoßen des rechten; links mit Tiefstoßen des linken Armes; auch mit Seitheben der linken Hand über den Kopf bei der Beugung nach der rechten Seite, und mit Heben der rechten Hand bei dem Seitbeugen links. Der Uebende stehe mit geschlossenen Beinen oder breitbeinig (in einer mäßig großen Seitgrätschstellung); die Kniee bleiben gestreckt.

27. Vor- und Rückbeugen des Rumpfes mit Armschwingen; bei geschlossenen Beinen. — Vorheben der Arme und der Hantel senkrecht (vgl. Fig. 19a); darauf Vorbeugen des Rumpfes mit Ab- und Rückwärtsschwingen der Hantel (die Hände befinden sich also hinter dem Leibe): in dieser Stellung macht man anfänglich einen kleinen Halt. Nun schwingen die gestreckten Arme nach vorn und der sich gleichzeitig aufrichtende Rumpf beugt sich alsbald hinten über, bis die Arme wieder über den Kopf gehoben sind, u. s. f.

Daß das Rück- wie das Vorbeugen des Rumpfes bei entsprechenden Hebhalten oder mit Bewegungen der Arme auch jedes für sich geübt zu werden verdient, sei hier nur angedeutet. Die Ausführung findet Jeder leicht selbst.

II. Uebungen an Ort mit Schreit- oder Sprungthätigkeit der Beine.

Die Uebungen dieses und des dritten Abschnittes können aus leicht einzusehenden Gründen noch bei weitem mehr vermannigfacht werden, als die des ersten. Wer aber die hier beschriebenen und angedeuteten durchmacht, wird dadurch sicher in den Stand gesetzt werden, noch viele neue, wenn er deren bedürfen sollte, zu erfinden.

1. Das (Seit-)Grätschen und Schließen der Beine im Sprunge, mit tiefem Kniewippen. Indem bei der

Uebung I. 24 (S. 21) die Hantel nach oben geschnellt werden, springt man kräftig vom Boden ab, die Beine öffnen sich (grätschen) in der Luft so weit als möglich und schließen sich wieder, worauf der Leib in die Hock-Stellung niedersinkt, ganz wie oben beschrieben. Oft und rasch hinter einander ausgeführt, ist dieser Sprung sehr schwierig, besonders der Haltung des Gleichgewichts wegen.

2. Ausfall und Stoß nach der Seite, mit Hin- und Herdrehen. Aus der gewöhnlichen (Schluß-)Stellung wendet man sich rechts und der rechte Fuß tritt nach dieser Seite drei Fußlängen fort (vergl. die Fig. 20) in die I. 25 (S. 21) angegebene Stellung und zugleich thut der rechte Arm einen kräftigen wagerechten Stoß in der Richtung des Ausfalls, der Oberleib bleibt aber aufrecht, der linke Arm wird etwas nach hinten gehoben. Dann führt man bei Biegung des linken Kniees und Abstoß des rechten Fußes, indem man sich links zurückdreht, einen Schlußtritt des rechten Beines an das linke zur Ausgangsstellung (mit gestreckten Beinen) aus. Hierauf tritt man, sich links drehend, mit dem linken Fuße eben so aus, wie vorher mit dem rechten, indem der linke Arm den Stoß thut, u. s. f.

3. Das Berühren des Bodens mit Ausfall ist ganz die Uebung I. 25 (S. 21), nur daß die Ausgangsstellung die gewöhnliche Stellung mit Fersenschluß ist, aus welcher der eben bei 2 beschriebene Ausfall mit Drehen gemacht wird.

4. Der Ausfall nach vorn (mit Drehen). Nachdem der eine Fuß nach vorn ausgefallen ist, wird er wieder mit der Ferse neben den stehengebliebenen zurückgestellt, der dann dasselbe thut. Man dreht sich hierbei, ohne Mitdrehen des Kopfes, auf der Ferse des an Ort bleibenden Fußes hin und her; nach dem Ausfall stehen die Füße rechtwinklig (vgl. Fig. 20). Die Bewegung der Arme kann hier sehr mannigfaltig sein; beide können gleichzeitig einen Speichhieb hauen, oder gerade aus stoßen, oder einzeln stoßen und hauen, und zwar sowohl Kamm- als Risthiebe.

5. Das sog. Kurzhauen mit Dreitritt. — Die Bewegung

der Arme wie bei I. 22 (S. 20), aber immer gleicharmig, indem der eine Fuß einen kurzen Ausfalltritt nach vorn macht. Der hintere Fuß, welcher auf dem Ballen stehen geblieben ist, hebt sich ein wenig, um die wiegende Bewegung des Oberleibes zu verstärken, und nachdem er wieder die Erde berührt hat, wird der ausgefallene Fuß neben ihn gestellt, wobei sich die Hände heben, und das andere Bein fällt nun aus. Die drei Tritte müssen so schnell als möglich auf einander folgen.

6. Der fortgesetzte Ausfall desselben Beines, wobei der sog. Stetfuß (der stehen-bleibende Fuß) an Ort verbleibt, der „Tretfuß" (des ausfallenden Beines) aber einen Schlußtritt an die Ferse dieses Fußes nicht ausführt, kann geschehen

a) vor- und rückwärts. Während das rechte Bein wie bei 4 S. 23 ausfällt, thun beide Arme einen Stoß gerade aus, oder einen Hieb von oben nach unten; die gesunkenen Arme werden aber sogleich wieder vorwärts, etwa bis zur Schulterhöhe, aufgeschwungen, wodurch die Hebung des Tretfußes erleichtert wird. Dieser verläßt nämlich in demselben Augenblick den Boden und wird, indem die Arme wieder fallen, einen Schritt weit hinter das Stetbein gestellt, welches sich auf dem Fuß-Ballen rechts dreht; das rücktretende Bein wird stark gebogen (führt also einen Ausfall rückwärts aus) und der Oberleib hinten über geneigt, worauf der Ausfall des rechten Beines von neuem nach vorn erfolgt, u. s. f.

b) mit halben Drehungen hin und her, nur vorwärts. Um das Umkehren auf dem Stetbeine zu erleichtern, wird nur mit einem, und zwar dem mit dem Ausfall- oder Tretbeine gleichnamigen, Arme gehauen, doch nach bestimmtem Gesetz. Die beiden Fälle sind:

1) Ausfall vorwärts z. B. des rechten Beines mit halben Drehungen rechts und links. Beim Ausfall aus der Schlußstellung haue mit dem rechten Arm einen Hochkammhieb; indem die Hand sich links hebt, kehre dich auf dem

linken Fuße rechts um und haue mit dem neuen Ausfall des rechten Beines nach vorn einen Hochristhieb; dann folgt ein Umkehren links und der Ausfall rechts nach vorn mit einem Hochkammhiebe, u. s. w.

2) wählt man nach einem Ausfall rechts nach vorn zu dem sog. Andrehen (zum Anfang des Drehens) das Umkehren links auf dem linken Beine, so geschieht bei dem ersten Ausfalle ein Hochristhieb mit der rechten Hand; indem diese sich rechts hebt, erfolgt die halbe Drehung links, und bei dem neuen Ausfall rechts nach vorn ein Hochkammhieb; dann folgt auf dem linken Beine ein Umkehren rechts und der Ausfall rechts nach vorn mit einem Hochristhiebe, u. s. w.

Es versteht sich, daß diese Uebung auch links, d. h. mit Ausfall des linken Beines, gemacht werden muß. — Man kehrt sich immer rechts um, wenn man es vorher links gethan hat, und umgekehrt, um das Gleichgewicht zu erhalten, was bei den Schwungbewegungen der Hände kaum möglich sein würde, wenn das Gesicht sich fortwährend im Kreise bewegte, also stets halbe Drehungen nach derselben Richtung auf einander folgten.

7. Der Liegestütz vorlings und das Armwippen im Liegestütz. Aus der gewöhnlichen Stellung mit Fersenschluß senkt man sich in die Tiefhockstellung auf den Zehen (vgl. Fig. 19 b, S. 21), stellt die Hantel vor den Beinen auf den Boden und geht auf den Zehen bis zur Beinstreckung rückwärts (Fig. 21 a). Eine der in dem so entstandenen „Liegestütz" möglichen Armübungen ist nun das sog. Armwippen.

Fig. 21.

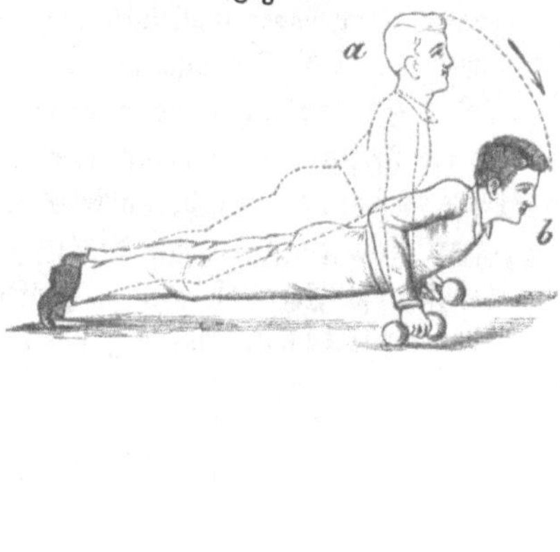

Der Leib wippt (senkt und hebt sich) durch Beugen und Zurück-Strecken der Arme. Anfänger senken sich nur ein wenig (Fig. 21 b); Geübte und Starke, so tief es angeht. Man führe das Armwippen ein- oder mehrere Male aus, übertreibe jedoch die Anzahl der Senkungen und Hebungen nicht. — Weitere Armübungen im Liegestütz (z. B. Heben und Senken eines Armes, u. s. f.) sind leicht zu erfinden.

8. Sog. Springvorübungen an Ort. Von der großen Menge derselben wollen wir die für unseren Zweck geeigneten hier kurz beschreiben.

a) Hüpfen. Die Kniee biegen sich ein wenig, und die Zehen (und Ballen), — mit welchen allein, nie mit den Sohlen und Fersen bei den Springvorübungen und den Sprüngen selbst die Erde berührt werden darf —, geben einen kräftigen Abstoß, so daß der Leib in die Höhe geschnellt wird und die Kniee in der Luft sich wieder strecken. Bei dem (bei jedem) Niedersprunge geschieht ein mäßiges Kniewippen.

b) Scheinlauf mit Fersenheben. Während der Körper wechselnd von einem und dem anderen Fuße in die Höhe geschnellt wird, hebt man abwechselnd die Fersen nach hinten, womöglich bis zu dem sog. Anfersen (an das Gesäß).

c) Scheinlauf mit Knieheben. Die Füße springen wie vorher abwechselnd vom Boden ab, die Kniee werden aber nach vorn gehoben, wo möglich bis zur Berührung der Brust (je mit der Vorderseite der Oberschenkel). Bei diesem Heben des im Knie gebogenen Beines biegt man gewöhnlich den Fuß mit (wobei die Fußspitze sich dem Unterbeine zu nähern sucht).

d) Das Fersenheben beidbeinig ist ein Sprung, bei dem beide Fersen gleichzeitig anfersen können.

e) Hockhüpfen. In hockender Stellung, wobei die Kniee so stark gebogen sind, daß das Gesäß die Fersen beinahe berührt (vgl. Fig. 19 b S. 21), hüpfen beide Ballen ein wenig von der Erde auf, ohne daß sich die Kniee strecken.

f) Knieheben beidbeinig. Ein Aufsprung mit beiden Beinen, bei welchem beide Kniee nach der Brust in die Höhe gehoben werden; die schwerste dieser Springübungen.

Die Führung der Hantel bei den Uebungen a—f besteht in einem gleich- oder wechselarmig auszuführenden Stoßen nach unten oder nach oben. Bei jenem wird der Anzug zum Stoß mit dem Aufsprunge, der Tiefstoß mit dem Niedersprunge gemacht; der Stoß nach oben hingegen geschieht immer mit dem Aufsprunge. Der wechselarmig erfolgende Stoß wird vorzüglich bei dem Springen mit wechselnden Füßen, b und c, angewendet, und dann arbeiten entweder die gleichnamigen oder die ungleichnamigen Glieder zu gleicher Zeit; letzteres wird am schwersten.

9. Der Baskensprung (im $\frac{3}{4}$-Takt). Dieser bekannte Tanzsprung, — pas des Basques —, jetzt beim Turnen „das Wiegehüpfen" genannt, ist eine Verbindung von Hüpfen und Gehen, und dient vorzüglich zur Befestigung des Gleichgewichts und Aneignung einer schönen Haltung; er wird mit Schrägtiefhieben beider Arme ausgeführt, welche immer nach der Seite der Bewegung hin geschehen.

a) Ohne Drehen. Indem aus der Grundstellung (mit Fersenschluß) der linke Fuß hinter den rechten tritt, wird dieser ein wenig von der Erde und die Hantel werden links hochgehoben; bei dem nun folgenden Sprunge nach der rechten Seite springt der linke Fuß vom Boden ab und der Niedersprung geschieht auf das rechtshin geschwungene rechte Bein; während dieses Sprunges nach der Seite geschieht der Hieb. Der linke Fuß tritt gleich darauf vor das nun stehende rechte Bein, gewöhnlich aber etwas mehr rechts, um das Gleichgewicht zu halten; die ganze Schwere des Leibes fällt in diesem Augenblick auf ihn und der rechte Fuß wird ein wenig gehoben; doch schnell wird er, mit Hebung beider Hantel rechts nach oben, wieder auf seinen früheren Standort niedergestellt, und der Sprung erfolgt nun auf entsprechende Weise (widergleich) nach der linken Seite. Der Oberleib ist immer aufrecht zu halten; das jeweils vornhinkommende Bein darf nicht einwärts gedreht werden.

b) Mit Hin- und Herdrehen. Dieser Sprung ist vom vorigen nur dadurch unterschieden, daß die Brust nicht nach vorn gerichtet bleibt, sondern bei dem Sprunge rechts ganz nach dieser Seite und dann wieder ganz links gewendet wird: die erste Drehung ist nur eine Vierteldrehung rechts; dann folgen halbe Drehungen links und rechts aufeinander; den Beschluß macht eine Vierteldrehung links. — Widergleich geschehen die Drehungen, wenn das Wiegehüpfen links(hin) begonnen wird.

10. Der Drehsprung an Ort mit beiden Beinen und mit halben Drehungen. Durch einen Aufsprung beider Füße zu gleicher Zeit dreht man sich halb um seine Längenachse, so daß das Gesicht nach der entgegengesetzten Richtung blickt; es kommt mit einem zweiten Sprunge wieder nach vorn. Das Drehen kann hierbei geschehen:

a) abwechselnd rechts und links, oder links und rechts;

b) fortgesetzt nach einer Seite, immer links oder immer rechts.

Bei jedem Sprunge wird gleicharmig nach unten oder nach oben gestoßen, oder senkrecht mit verkürzten Bewegungen gehauen.

11. Der Drehsprung mit einer ganzen Drehung. Der Springer macht hierbei eine vollständige Umdrehung um seine Längenachse, so daß er sich nach beendigtem Sprunge in gleicher Stellung wie vor demselben befindet. Auch hier dreht man sich

a) abwechselnd rechts und links, oder links und rechts; und

b) fortgesetzt nach einer Seite, immer rechts oder immer links.

Die Hantelbewegung besteht bloß in einem kräftigen Hochschnellen derselben, um das Springen zu erleichtern, worauf mehr ein Sinkenlassen der Hantel, als ein Stoß nach unten folgt.

III. Uebungen mit Bewegung des ganzen Leibes von Ort (und Stelle).

1. Gehen } in verschiedenen Stellungen und mit man-
2. Laufen } cherlei Bewegungen.

Sollen die Arme still gehalten werden, so breitet man sie am besten wagerecht aus, oder hebt sie senkrecht nach oben. Beide Haltungen der Arme ermüden bei einem langsamen Gange oder bei fortgesetztem kurzen Trabe auf die Dauer sehr. Zu Arm-Bewegungen wählt man am besten das Stoßen gleicharmig nach unten oder nach oben, wie bei den Sprüngen an Ort; oder gleicharmig geschehende senkrechte Schwingungen der ausgebreiteten und gestreckten Arme, die jedoch bei schneller Bewegung sehr schwer auszuführen sind.

3. Sog. Springvorübungen. Die unter II. 8 S. 26 f. beschriebenen führen wir hier nur dem Namen nach an, weil sie von diesen allein durch die Fortbewegung des Leibes verschieden sind.

a) Laufen mit Hochhüpfen: vom gewöhnlichen Laufe nur dadurch unterschieden, daß der abstoßende Fuß den Leib hoch schnellt, und das Bein, obgleich auch nach hinten geworfen, sich streckt.

b) Laufen mit Fersenheben. Die Uebung II. 8. b von Ort (und Stelle).

c) Laufen mit Knieheben. Die Uebung II. 8. c von Ort (und Stelle).

d) Hüpfen mit beiden Beinen (und Fersenschluß), siehe II. 8 a.: vorwärts, oder auch anders. Ebenso die Vorwärts-, Seitwärts- 2c. Fortbewegung bei den folgenden Springübungen.

e) Springen von Ort mit Fersenheben beider Beine. Siehe II. 8 d.

f) Hochhüpfen von Ort. Siehe II. 8 e.

g) Springen mit Knieheben beidbeinig. Siehe II. 8 f.

h) Hinken. Ein Forthüpfen auf einem Beine, wobei das nicht hüpfende Bein u. A. auch nach vorn oder hinten gestreckt gehoben werden kann und (in der so entstehenden Heb- oder Spreizhalte) gestreckt bleibt.

i) Hinken mit Fersenheben. Bei jedem Hinksprunge versucht man, mit der Ferse des Hinkbeines das Gesäß zu berühren.

Die Führung der Hantel ist wie S. 29 bei 1 und 2 angegeben, doch wird bei den schwierigen Uebungen meist nur das senkrechte Stoßen nach unten anzuwenden sein.

4. (Vorwärts-)Laufen mit (Vor-)Spreizen, und Laufen mit Sprungschritten. Bei der ersteren Laufart neigt sich der Leib stark hinten über und die Beine schwingen ganz gestreckt weit vorwärts. — Die andere Laufart ist ein fortgesetztes Weit-Springen im Lauf; der Oberleib ist vorgeneigt, der Sprung jedes Beines geschieht möglichst weit, aber auf Zehen und Ballen und mit nachgebendem Knie. Die Bewegung ist hier langsamer als bei der ersteren Laufart. — Die Führung der Hantel ist wie bei der vorigen Uebung; am leichtesten wird das senkrechte Stoßen.

5. Der sog. Heuschreckensprung. Er ist ein fortgesetztes Springen (vorwärts) mit geschlossenen Fersen; jeder Niedersprung führt aber in die (Tief-)Hockstellung auf den Zehen, aus der man sich jedesmal zu völliger Streckung der Beine in der Luft vom Boden abschnellt. Bei dieser und der folgenden Uebung werden die Hantel beim Absprung rasch nach vorn, etwa bis zur Kopfhöhe, aufgeschnellt und sinken beim Niedersprung ohne eigentlichen Stoß wieder herunter.

6. Sprung mit Anlauf. Er wird sowohl in die Höhe als in die Weite gemacht, ganz nach der gewöhnlichen Regel. Die Bewegung der Hantel ist in der vorigen Uebung beschrieben; genauer aber läßt sich Folgendes sagen: „man trägt (während des Anlaufs) die Hantel bei wagerecht nach vorn gehobenen Unterarmen (vgl. die Fig. 15); läßt bei dem vorletzten Anlaufschritte die Arme sinken, um mit dem letzten Schritte des Anlaufs, der zugleich der Aufsprung ist, sie kräftig nach vorn zu schwingen". Vor

einem zu starken Rückneigen des Oberkörpers muß man sich aber hüten, weil hierdurch leicht ein Fall auf den Rücken hervorgebracht werden kann.

7. Das sog. *Kurzhauen mit Dreitritt von Ort.* Ganz wie II. 5 S. 23, nur daß der zweite Tritt etwas vorwärts gemacht wird, wodurch die Fortbewegung entsteht.

8. *Gehen und Hauen.* Die Hiebe, welche man im Gehen am besten ausführen kann, sind die drei oberen, der Speich-, Hochkamm- und Hochristhieb. Sie geschehen entweder „lang“, so daß der Arm sich im Hiebe streckt, oder „kurz“, d. h. mit etwas gekrümmtbleibendem Arme: jene werden im langsamen Gange und wenn die Füße weit ausschreiten, diese bei kurzen schnellen Schritten angewendet. Bei den langen Hieben läßt man den zurückbleibenden Fuß mit der Spitze auf der Erde stehen, um das Gleichgewicht nicht zu verlieren. Der Speichhieb allein wird auch gleicharmig geführt; wechselarmig geschehen die Hiebe entweder mit dem dem vorschreitenden Beine gleichnamigen Arme, oder mit dem entgegengesetzten, und die schrägen Hiebe können dabei noch nach innen oder nach außen geführt werden. Daraus entstehen folgende Zusammenstellungen, welche hier ihrer Schwierigkeit nach geordnet sind:

a)	Schritt	rechts	und	Speichhieb	gleicharmig,
	=	links	=	=	=
b)	=	rechts	=	=	rechts,
	=	links	=	=	links,
c)	=	rechts	=	=	links,
	=	links	=	=	rechts,
d)	=	rechts	und	Hochkammhieb	rechts,
	=	links	=	=	links,
e)	=	rechts	=	Hochristhieb	rechts,
	=	links	=	=	links,
f)	=	rechts	=	Hochkammhieb	links,
	=	links	=	=	rechts,

g) Schritt rechts und Hochristhieb links,
„ links „ „ rechts.

9. Der sog. Kiebitzlauf in Zickzacklinien. Er ist, wie das Wiegehüpfen (S. 27), eine Verbindung von Gehen und Hüpfen. Jedes Geschritt (d. h. jede ein Ganzes ausmachende Schrittfolge) besteht aus drei Tritten. Es wird gut sein, zuerst das Gehen im Zickzack mit sog. Kiebitzschritten einzuüben. Hierbei wird ein Geschritt rechts folgendermaßen ausgeführt. Aus der Grundstellung (mit Fersenschluß) tritt der rechte Fuß eine starke Schrittlänge weit schräg vorwärts nach außen (also in die Verlängerung der Längenachse des Fußes); der linke Fuß wird ihm (rechts hin) nachgestellt, so daß seine Spitze hinter jenes Ferse steht, worauf der rechte abermals schräg rechts nach vorn tritt. Nun folgt ein Geschritt links, mit Antreten des linken Beines. Der linke Fuß schreitet schräglinks nach vorn und außen über die Standlinie des rechten hinaus, der rechte wird ihm nachgestellt und ein Schrägvortritt des linken Beines linkshin beendet dieses Geschritt, worauf ein neues Geschritt rechts folgt, u. s. w. So bewegt man sich abwechselnd schrägrechts und schräglinks, kommt aber dabei doch nach vorn zu von der Stelle. Bei dem sog. Kiebitz-Laufen nach vorn im Zickzack wird der zweite Tritt jedes Geschrittes als ein sog. Niederhüpfen ausgeführt. Hat z. B. der antretende rechte Fuß seinen Schrägtritt gethan, so hüpft er vom Boden ab und der Niedersprung geschieht auf den sich nachstellen-wollenden linken Fuß; sobald derselbe steht, erfolgt der weitere Schrägtritt des rechten Fußes als ein einfacher Gangschritt. Der Oberleib ist dabei wie in der Laufhaltung vorgeneigt, die Kniee wippen zweckentsprechend. Beide Hantel werden und zwar jeweils nach der Richtung jedes Geschrittes schrägwärts nach vorn in die Höhe geschwungen, wie in der Uebung I. 13. a. 1. S. 15. Man kann auch gleicharmig schräge Hiebe führen und zwar mit der Bewegung der Beine nach derselben Seite, oder gegen die Bewegung derselben, wobei aber das Gleichgewicht schwer zu halten ist.

Stellt man bei dem zweiten Tritte jedes Geschrittes das Bein kreuzend hinter das andere, so vermehrt sich dadurch die Zickzackbewegung des Leibes hin und her. — Die Uebung geschieht im $^4/_8$-Tackt.

10. Der Baskensprung oder das Wiegehüpfen von Ort (zunächst vorwärts). Er wird ganz so, wie im Abschnitt II. S. 27 beschrieben, ausgeführt, nur daß der in der ersten Zeit des Geschrittes niederspringende Fuß nicht seitwärts, sondern schräg vorwärts geschwungen wird, was die Bewegung des Leibes vorwärts zur Folge hat. Die Führung der Hantel ist die oben angegebene.

Ueber die Art, wie die Uebungen zu treiben sind.

Vor allen Dingen muß fest im Auge behalten werden, daß der Zweck der Hantelübungen eine kräftige Durcharbeitung des ganzen Leibes ist, wobei alle Muskeln immer mit der gehörigen Federkraft wirken; nur dann erfolgt eine sichere Zunahme der Kraft und kann zugleich auf Anstand in der Haltung Rücksicht genommen werden. Alle Uebungen müssen mit Anstrengung und nicht zu kurze Zeit, wenigstens zehn bis zwölf mal hinter einander, gemacht werden. Im Anfange freilich muß man sich mit wenigen Bewegungen begnügen, bald aber wird jene Forderung gemacht werden können. Bei einzelnen Uebungen, die so recht als Kraftprobe dienen, wie vorzüglich die sog. Schulterprobe (S. 11) eine ist, kann man beinahe täglich eine Schwingung mehr machen. Junge kräftige Männer bringen es hier bei fortgesetzter Uebung mit Achtpfündern auf 80 bis 100 Schwingungen. Daß man dergleichen Proben aber nur mit frischer Kraft und nie dann vornehmen darf, wenn viele verschiedene Uebungen hinter einander gemacht werden, bedarf wohl kaum der Erinnerung. Anstrengung bis zu gänzlicher Abspannung und Uebermüdung muß stets vermieden werden. Deshalb ist genau zu beobachten, was S. 1 und 2 über die Auswahl der Hantel gesagt ist. Nur Geübteren gebe man mitunter schwere Hantel.

Hat ein Lehrer eine größere Anzahl Schüler zu beschäftigen, ohne daß für Alle Hantel da sind, so bilde er z. B. eine etwas über Armlänge geöffnete Säule zweier offenen Stirnreihen; die erste Reihe hantelt, während die andere ohne Hantel an Ort steht. Jede Rotte muß aus ziemlich gleich Starken bestehen, damit bei der Ablösung niemand zu schwere Hantel erhält, was oft der Fall sein würde, wenn die Starken eine, die Schwachen die andere Reihe bildeten. In den Stirnreihen muß jeder so weit vom anderen entfernt sein, daß bei ausgebreiteten Armen die Hantel zweier Nebengereihten wenigstens noch einen Fuß von einander entfernt sind, damit nie eine Berührung statt finde.

Beim Durchnehmen der einzelnen Uebungen kann man im allgemeinen der hier angegebenen Reihe folgen, nur lasse man zuerst die kleinen Abarten und alles Künstlichere aus; dies gehört für eine zweite Durchnahme. Vorzüglich treibe man die Uebungen stehenden Fußes, aber zur Abwechselung lasse man auch öfter die einfachsten mit Beinbewegung an und von Ort eintreten, z. B. Hüpfen an Ort; Gehen, Laufen, Laufen mit Fersenheben bei gleicharmig geschehenden Stößen nach unten oder nach oben.

Für Mädchen möchten vorzüglich folgende Uebungen geeignet sein: Hin- und Herdrehen der Arme (S. 4), Handbeugen hin und her (S. 5), alle Stöße mit geschlossenen Beinen, das Armheben und -schwingen (S. 9), das Armausbreiten (die sog. Schulterprobe wie der sog. Mantel, S. 11 und 13), das Stoßhauen, das Armkreisen (S. 16 und auch der sog. Trichter der Arme, S. 18), vielleicht auch ein geringes Kniewippen mit Heben und Senken der Hantel (vgl. S. 21); von den anderen Uebungen nur Einzelnes mit großer Auswahl. Die Füße dürfen hier nie weiter als einen kleinen Schritt von einander entfernt werden. Von den Uebungen an Ort mit Schreit- oder Sprungbewegung der Beine, S. 22 u. f., passen für Mädchen nur die unter 8a (8b nur, wenn die Fersen wie beim gewöhnlichen Laufe sich heben), die unter 9, 10 und 11 aufgeführten; von denen mit Fortbewegung, S. 29—33, aber alle, bei denen ein Fersen- und Knieheben, Spreizen, ein weites Ausschreiten (vgl. Uebung 4 S. 30) nicht gefordert wird. Der Hochsprung (S. 30), der sog. Heuschreckensprung, das Hockhüpfen (S. 26 u. 29) können dem Hanteln der Mädchen füglich ganz fernbleiben.

Erwachsenen und besonders solchen, welche am Unterleibe leiden, empfehlen wir hauptsächlich das sog. Boxen (S. 8) die sog. Stampfe (S. 9), den sog. Sägemann (S. 11), das Ausbreiten der Arme (die „Schulterprobe", S. 11), das Stoßhauen, das Armschwingen mit Kniewippen und Rumpfbeugen (S. 16), das Drehen bei gebogenen und sich streckenden Armen (S. 16), das Armkreisen mit Kniewippen, das Kurzhauen, den Kreishieb und das Kniewippen mit Auf- und Abbewegung der Hantel (S. 21); ebenso alle Spring- und Laufübungen mit Stoß nach unten.

Genauer gehen wir hier auf eine Auswahl von Hantelübungen für bestimmte Krankheitsformen nicht ein. Eine Zusammenstellung eigentlicher Uebungs-Recepte für Kranke wird immer nur Sache des Arztes sein.

Fig. 22.

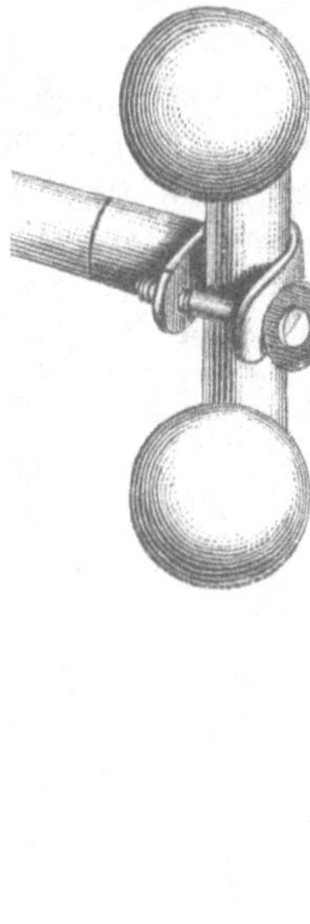

Zimmerturner, die aus Gesundheitsrücksichten hanteln und, ungeachtet der reichen Zahl der oben beschriebenen und von ihnen selbst leicht zu vermehrenden Uebungen und Uebungs-Verbindungen, gern eine Abwechselung hätten, mögen sich, etwa zum Ersatz des in neuerer Zeit beliebten „Kugelstabes", einen — Hantelstab, wie ihn die Figuren 22 und 23 darstellen, anfertigen lassen. Die Zeichnung zeigt, wie sich in jedem Augenblick die Hantel an den Enden des Holzstabes befestigen und wieder fortnehmen lassen.

Das Gerät erlaubt dieselben Uebungsformen, die der Kugelstab, der Holz- und Eisenstab der Turnkunst zulassen, Uebungen, bei denen der Stab bald mit beiden, bald mit einer Hand gehalten und bewegt wird.

Die mannigfaltigen Uebungsformen des Stabturnens sollen hier nicht beschrieben werden*). Die Figur 23 stellt Folgendes dar:

Fig. 23.

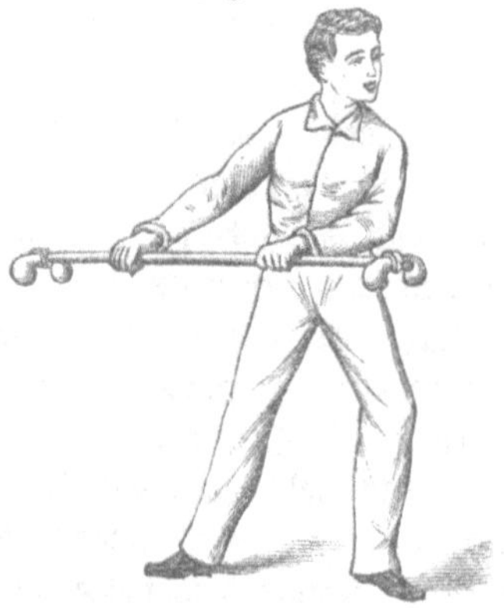

der Turner stand anfänglich mit Fersenschluß da und trug den Stab in beiden Händen wagerecht vor den Beinen. Indem er sich, ohne jedes Mit-Drehen des Kopfes, auf dem linken Fuße etwas rechts drehte, machte er mit dem rechten Beine einen sog. Auslagetritt rückwärts und führte dabei ein Querschwenken des vorher tiefgehaltenen Stabes rechtshin aus, mit Beugen des linken Armes. — Um die Ausgangsstellung wieder einzunehmen, müsste er sich auf dem linken Fuße zurückdrehen (also links), einen Schlußtritt rechts ausführen und den Stab, zur Tiefhaltung der Arme vorlings, zurückschwenken.

*) Ich verweise auf die kurze Darstellung dieser Uebungen in der „Anleitung für die Vereinsturnwarte … durchgesehen von Dr. K. Waßmannsdorff. Hagen 1880“ S. 29—44 und, wegen des Wortes „Querschwenken des Stabes“, auf die S. 36, Uebung 13. — Die Hagener „Anleitung“ ist (gegen vorherige Einsendung von 60 Pf.) von Herrn Karl Hassel in Letmathe in Westfalen zu beziehen.

FSC
www.fsc.org
MIX
Papier | Fördert
gute Waldnutzung
FSC® C083411

Zeitfracht Medien GmbH
Ferdinand-Jühlke-Straße 7
99095 Erfurt, Deutschland
produktsicherheit@kolibri360.de